क्या खाएं जब बीमार पड़े

रैसिपी बुक

Diet and Disease

विभिन्न बीमारियों में स्वास्थ्योपयोगी
खानपान की व्यंजन विधियाँ

माधुरी गुप्ता

SHABDA SANSAR
PRAKASHAN

ISBN : 978-81-902834-3-4

माधुरी गुप्ता
क्या खाएं जब बीमार पड़ें
विभिन्न बीमारियों में स्वास्थ्योपयोगी
खानपान की व्यंजन विधियाँ

मूल्य : ₹99

पहला संस्करण : 2006
तीसरा संस्करण : 2017

प्रकाशक
शब्द संसार प्रकाशन
एस 5-6, सचदेवा आर्केड, मयूर विहार शॉपिंग कॉम्प्लेक्स
मयूर विहार, फेज-II
नई दिल्ली-110 091

वितरक
राधाकृष्ण प्रकाशन प्राइवेट लिमिटेड
7/31, अंसारी मार्ग, दरियागंज; नई दिल्ली-110 002
शाखाएँ : अशोक राजपथ, साइंस कॉलेज के सामने, पटना-800 006
पहली मंजिल, दरबारी बिल्डिंग, महात्मा गांधी मार्ग, इलाहाबाद-211 001
36 ए, शेक्सपियर सरणी, कोलकाता-700 017
वेबसाइट : www.radhakrishnaprakashan.com
ई-मेल : info@radhakrishnaprakashan.com

कवर डिजाइन : सुरेन्द्र सिंह

मुद्रक
बी.के. ऑफसेट
नवीन शाहदरा, दिल्ली-110 032

सेहत की बात

आहार प्रत्येक इंसान की जरूरत है, इंसान को ही नहीं पशु-पक्षी भी किसी न किसी आहार का सेवन अवश्य करते हैं। आहार के बिना जीवन की कल्पना करना अधूरा सा लगता है, क्योंकि यह आहार ही तो है जो हमारे शरीर का भरण-पोषण करके हमें उर्जा व शक्ति प्रदान करता है जिससे हम अपनी ज़िंदगी में बड़े-बड़े काम करने की योग्यता प्राप्त कर पाते हैं। इसी आहार द्वारा प्रदत्त शक्ति से ही हम अपने आपको विविध प्रकार के रोगों व विपदाओं से बचा पाते हैं ।

अब प्रश्न उठता है कि हमारा आहार कैसा हो जिसके सेवन से हम चुस्त, दुरूस्त, स्वस्थ व निरोगी रहें। इसके जवाब में संतुलित भोजन की बात प्रायः कही जाती है। संतुलित भोजन अर्थात् ऐसा भोजन जिसमें भोजन के विशेष आवश्यक तत्वों का उचित मात्रा में समावेश हो और हम इन्हें उचित मात्रा में ही ग्रहण करें। यदि ये तत्व हमारे शरीर को कम मिलेंगे तो हमारे शरीर की बहुत सी क्रियायें ठीक से सम्पन्न न हो पाऐंगी और यदि ये तत्त्व हमारे शरीर में अधिक पहुँच गये तो कोई न कोई रोग हमें अवश्य हो जायेगा।

वैज्ञानिक परीक्षणों से ज्ञात हुआ है कि यदि हमारे दैनिक भोजन में लौह तत्त्व (आयरन) का अभाव हो तो हमारा स्वभाव चिड़चिड़ा व क्रोधी हो जाता है और यदि भोजन में लौह तत्व उचित मात्रा में शामिल हों तो हमारा मन शांत व प्रसन्नचित्त रहता है। इसी तरह अधिक मिर्च-मसालेदार तीखे भोजन मन को चंचल बनाते हैं। इसके अलावा कुछ विटामिन्स भी ऐसे हैं जिनकी कमी होने से हमारा तन-मन दोनों प्रभावित होते हैं । इनकी कमी से हम किसी न किसी बीमारी से ग्रसित होने लगते हैं।

कभी कमी तो कभी अधिकता, दोनों स्थितियाँ ही घातक हैं। इनकी चर्चा विस्तार से करें तो विषय बहुत लम्बा हो जायेगा। आज की आपाधापी की भागदौड़ वाले ज़िंदगी में आहार के संतुलन की बात कुछ नीचें दब कर रह गई है। जब-जब जो भी ज़बान को स्वाद लगा उसी का छक कर सेवन कर लिया। ज़ोर स्वाद पर अधिक है सेहत पर कम।

यों तो प्रकृति ने विविध प्रकार के अनाज, शाक, भाजी, फल, जड़ी बूटियों का भरपूर खजाना हमें सौंपा है। इन सभी में कुछ न कुछ गुणकारी तत्त्व मौजूद हैं जिनका उचित समय व उचित मात्रा में सेवन करके हम अपने आपको पूर्ण स्वस्थ रख सकते हैं। क्योंकि **"आहार ही औषधि"** है।

प्रस्तुत पुस्तक में इसी विषय पर बल दिया गया है कि मोटापा, गठिया, उच्च रक्तचाप, पीलिया, ऑस्टियोपोरोसिस, दस्त, मधुमेह, गुर्दे, हृदय, अल्सर, कब्ज़ आदि जैसी बीमारियाँ होने पर अपने आहार में से ही कुछ चुनिंदा चीजों का सेवन करके हम अपने आपको इन रोगों के बढ़ने से रोक सकते हैं।

इसके अतिरिक्त विशेष रूप से एक परिशिष्ट में **'आहार-संबंधी नियम'**, **'पोषक तत्वों की सुरक्षा'** के अतिरिक्त **'शेष बचे खाद्य-पदार्थों के उपयोग पर महत्वपूर्ण टिप्स'** भी दिये गये हैं।

पुस्तक में लिखित प्रत्येक पाकविधि सरल भाषा में लिखी गई है, साथ ही इस संदर्भ में विशेष डाक्टरों द्वारा परामर्श भी लिया गया है।

जी बी पंत अस्पताल से अवकाश प्राप्त डा. बी॰ के॰ गुप्ता (हार्ट स्पेशलिस्ट)

डा. विवेक गुप्ता जो, अपोलो अस्पताल में हृदय रोग चिकित्सक के रूप में कार्यरत हैं।

डा. सुभाष शल्या जो अपोलो अस्पताल में वरिष्ठ अस्थिरोग के परामर्शदाता रह चुके हैं।

डा. धनजंय गुप्ता जो आर्थोनोवा अस्पताल में अस्थिरोग चिकित्सक के पद पर कार्यरत हैं।

पुस्तक में रोगों के विषय में जानकारी देने के साथ-साथ इन चिकित्सकों ने अपना विशेष परामर्श देकर अनुग्रहीत किया है और विषय को प्रमाणित करने की पुष्टि की है ।

कौन ऐसा इंसान है जो स्वस्थ न रहना चाहता हो, फिर भी जानते हुये भी हम अपने ऊपर कंट्रोल न करके असंतुलित आहार का सेवन करके अपने आपको रोगी बना लेते हैं।

इस बारे में यह पुस्तक एक मार्ग-दर्शिका के रूप में लिखी गई है कि किस प्रकार हम संतुलित और उचित आहार से विभिन्न रोगों से अपना बचाव कर सकते हैं। और, यह पुस्तक किसी भी रूप में पाठकों के काम आती है तो मैं अपना यह प्रयास सार्थक समझूंगी।

- माधुरी गुप्ता

749 पॉकेट, 'ए' सरिता-विहार

नई दिल्ली - 110076

अनुक्रम

सही आहार से स्वस्थ जीवन

'पहला सुख है निरोगी काया' यह लोकोक्ति बताती है कि यदि हमारा शरीर पूर्ण रूप से स्वस्थ, तन्दरुस्त व निरोगी है, अपना हर काम स्वयं करने में सक्षम है तो हम पूर्ण सुखी है। ऐसा तभी संभव है जब हम सही आहार का सेवन करें। आहार के ऊपर ही हमारा स्वास्थ्य निर्भर करता है। जिस तरह का हम भोजन करेंगे, हमारा स्वास्थ्य भी वैसा ही होगा। स्वस्थ रहने के लिए जितना पौष्टिक और संतुलित आहार आवश्यक होता है, उतना ही ज़रूरी है कि कब और कितना खाया जाये।

हमारे स्वास्थ्य का आधार भोजन ही है इसलिए लिया गया आहार सुपाच्य, पौष्टिक व रुचिकर होना चाहिये। स्वास्थ्य रक्षक आदर्श भोजन, संतुलित आहार ही है। संतुलित आहार से तात्पर्य है कि हमारे भोजन में वे सारे तत्त्व शामिल हो जो हमें स्वस्थ व सबल बना कर निरोगी रख सकें।

हमारे भोजन में प्रमुख रूप से कुछ ऐसे तत्त्व होते हैं जो तीन प्रकार से शरीर के लिए कार्य करते हैं :-

- शरीर को ऊर्जा देना।
- शरीर को पोषण देना व टूट-फूट की मरम्मत करना।
- जीवनी शक्ति के लिए हमारे शरीर को योग्य बनाए रखना। ये पोषक तत्त्व निम्नलिखित हैं : कार्बोहाइड्रेट; प्रोटीन; वसा; खनिज लवण; साधोज; (विटामिन); पानी; फ़ाइबर (रेशेदार भोजन)।

अतः स्वस्थ रहने के लिए हमें अपने दैनिक आहार में उपरोक्त पोषक तत्त्वों की एक निर्धारित मात्रा अवश्य शामिल करनी चाहिये। यदि हम ऐसा करते है तो हमारी पाचन क्रिया स्वस्थ बनी रहती है। वर्ना पाचन क्रिया में गड़बड़ी पैदा हो जाती है और हम बीमार हो जाते हैं।

आहार के बारे में प्राकृतिक चिकित्सकों ने "आहार ही औषधि" है का मंत्र बताया है और यह उचित भी है यदि हम अपने आहार को शुद्ध सात्विक व प्राकृतिक स्वरूप में ही ग्रहण करें तो हम सदैव स्वस्थ व निरोगी बने रह सकते हैं। क्योंकि प्राकृतिक आहार हमारे शरीर की आंतरिक रोग प्रतिरोधक क्षमता को इतना गतिशील बना देता है कि शरीर आसानी से रोगों का शिकार नहीं होने पाता। विविध प्रकार के सलाद, भाप से पकी सब्जी व फलाहार द्वारा हम अपने स्वास्थ्य को उचित पोषण दे सकते हैं।

यदि इस संदर्भ में हम प्राचीन काल को याद करें तो यह बात और अधिक स्पष्ट

हो जायगी कि किस तरह.कन्द-मूल, फल खाकर लोग निरोगी व स्वस्थ रहते थे। अधिक चाय, कॉफी, नमक, मैदे की बनी चीजों का सेवन, तला व अधिक मसालेदार भोजन स्वास्थ्य के लिए हनिकारक होते हैं। यदि हर्बल चाय, चीनी की जगह गुड़ का सेवन, काला नमक, चोकर युक्त आटा, छाछ आदि का सेवन उचित समय व उचित मात्रा में किया जाये तो शरीर निरोगी बना रह सकता है।

शरीर के लिए जितना जरूरी भोजन करना है उतना ही जरूरी होता है अर्थात् सही समय पर सही भोजन। जो काफी लाभदायक होता है। इससे हमारे शरीर को अधिक उर्जा की प्राप्ति होती है तथा हम अपने को अधिक तरोताजा चुस्त, व स्फूर्तिवान महसूस करते हैं। सही मात्रा में सही आहार लेने से नींद भी अच्छी आती है और हम बहुत सी बीमारियों के शिकार होने से बचे रहते हैं।

यदि कभी खान-पान की गड़बड़ी के कारण अपचन हो जाय तो हमें ऐसा आहार लेना चाहिये जो पेट के अम्ल को शोषित होने में मदद करे। ऐसे में चावल व ब्रेड का सेवन लाभदायक है। क्योंकि इनमें कार्बोहाइड्रेट होता है जो पेट के अम्ल को सोख लेता है। इस समय दूध, बीयर, कॉफी आदि न लेकर पानी, शोरबा आदि लेना हितकर है। यदि दस्त की शिकायत हो तो दही चावल, केला आदि लेना लाभदयक है। गैस की शिकायत होने पर पत्तागोभी, सेम, फूलगोभी, प्याज, शलगम आदि का सेवन नहीं करना चाहिए। सर्दी-जुकाम होने पर जूस, सूप जैसे तरल पदार्थों का सेवन लाभदयक है। इस समय अंगूर, संतरा व स्ट्रॉबेरी, आंवला आदि का सेवन हितकारी है। इनमें पाया जाने वाला विटामिन 'सी' जुकाम को तीव्रता को कम करता है तथा शरीर में जीवाणुरोधी क्षमता बढ़ती है।

तनाव ग्रस्त होने पर आलू, ब्रैड, दाल आदि कार्बोहाइड्रेट युक्त खाद्यापदार्थों का सेवन करना चाहिये। इनके सेवन से शरीर में सेरोटोनीन नामक रसायन का स्त्राव बढ़ जाता है, जिससे मन शांत रहता है।

स्वस्थ रहने के लिए विटामिन युक्त आहार लेना जरूरी है। विटामिन की कमी होने से भी शरीर रोगग्रस्त हो जाता है। ताजे फल, हरी साग-सब्जी का पर्याप्त मात्रा में सेवन करना चाहिए। पालक, मेथी, पपीते, गाजर व हरे धनिये में विटामिन 'ए' पाया जाता है। विटामिन 'ए' का प्रचुर मात्रा में सेवन करने से 'रतौंधी' जैसे रोग से बचा जा सकता है। विटामिन 'सी' स्तनपान करने वाली माताओं के लिए लाभदायक होता है। इस विटामिन से उदर, आंत व यकृत के रोग दूर होते हैं। पालक, टमाटर, प्याज, पत्तागोभी चूकंदर, नाशपाती, अमरूद इसके अच्छे स्त्रोत हैं। विटामिन 'डी' हमारी हड्डियों व दांतों को सुरक्षित रखने के लिए जरूरी है।

रेशेदार आहार हमारे शरीर से मल व दूषित पदार्थों का निष्कासन करके हमारी

पाचन क्रिया में मदद करता है और कब्ज़ नहीं होने देता। हरी साग सब्जियाँ, चोकर सहिज आटा छिलके बाले फल व छिलकेदार दालों से हमे रेशा मिलता है। ये रेशेदार आहार आंतों की शुद्धि तो करते ही हैं, इनसे हमें विविध विटामिन, खनिज लवण व प्रोटीन आदि पोषक तत्त्व भी मिल जाते हैं।

सही व संतुलित आहार से तात्पर्य सिर्फ उचित आहार तक ही सीमित नहीं है। आहार के पकाने के तरीके पर भी इसकी गुणवत्ता का प्रभाव पड़ता है। यदि किसी साग-सब्जी को अधिक देर तक, अधिक घी-तेल मसाले के साथ पकाया जाता है तो इसके स्वाद में तो वृद्धि हो सकती है, लेकिन इसके पोषक तत्त्व काफी मात्रा में नष्ट हो जाते हैं। हमें अपने आहार से अधिक से अधिक पोषक तत्त्व मिलें इसके लिए निम्न बातों का ध्यान रखना जरूरी है।

सदैव ताजे फल-सब्जियों का ही प्रयोग करें। मौसमी फलों का भी भरपूर सेवन करें न कि बेमौसम के रसायन से पके फलों का।

अधिक दिनों तक फल-सब्जियों को फ्रिज़ में स्टोर करके न रखें। फ्रिज़ से निकाल कर, दुबारा गर्म किया हुआ भोजन भी हानि करता है। यदि कभी जरूरत हो जो तो फ्रिज से निकाल कर उस खाद्य पदार्थ को सामान्य तापमान पर लाऐं, फिर प्रत्यक्ष गर्म न करने बर्तन को पानी में रख कर गरम करें।

फल-सब्जियों को अधिकाधिक छिलके सहित हो प्रयोग में लाऐं। यदि सब्जी का छिलका उतारना हो तो मोटा छिलका न उतार कर खुरच कर छीलें। क्योंकि छिलकों में बहुत से पोषक तत्त्व मौजूद रहते हैं। अंकुरित (स्प्राउट) अनाज को अपने आहार में अवश्य शामिल करें। इसमें चना, मूंग, मौंठ सोयाबीन, गेहूँ, तिल आदि को अंकुरित करके अपने स्वादानुसार स्टीम करके नमक नींबू निचोड़ कर खाऐं।

सब्जियों को स्टीम करके पकाने से उनके पोषक तत्त्व अधिक सुरक्षित रहते हैं।

दाल धोकर जिस पानी में भिगोए उसे फैंकें नही उसी पानी में पका लें।

यदि दाल में पानी अधिक हो जाय तो उसे फैंकें नही इसका प्रयोग सूप बनाने में करें।

सब्जियों को बहुत पहले काट कर पानी में न रखें। इससे सब्जियों के पोषक तत्त्व पानी में धुल जायेंगे।

सब्जियों को बहुत छोट-छोटे टुकड़ों में न काटें।

पत्तेदार सब्जियों को सदैव काटने से पहले धोलें। कभी-कभी एक-दो सब्जियाँ को मिला कर पकायें या दालों के साथ सब्जी मिला कर पकाऐं अपेक्षाकृत अधिक पोषकतत्त्व मिलेंगे।

आटे को चोकर युक्त ही प्रयोग करें अधिक फाइबर मिलेगा।

3-4 अनाज एक साथ मिला कर उसकी रोटी बनायें पोषकता से भरपूर होगी। बासी व सड़े-गले फलों को सेवन न करें। अधिक पके व कच्चे फल भी न खाऐं।

अतः आप स्वस्थ व निरोगी रहना चाहते हैं तो अपनी आहार को आदतों में छोटे-छोटे बदलाव लाने का प्रयास करें और फिर देखें किस प्रकार आपका मन कितना शांत व प्रफुल्लित रहता है।

मोटापाः एक अभिशाप

आहार-विहार में अनियमितता और जीवनशैली में बदलाव के कारण लोग आजकल तरह तरह की बीमारियों के शिकार हो रहे हैं। मोटापा, बदलती जीवनशैली को देन है। आज के तथाकथित आधुनिक व भौतिकवाद के युग में मशीनी ज़िंदगी का बोलबाला है। शारीरिक श्रम कम होता जा रहा है। फास्ट फूड, कोल्डड्रिंक व रेडी टू ईट का बाज़ार दिनोदिन गर्म होता जा रहा है।

शारीरिक श्रम का अभाव होने के कारण शारीरिक उर्जा का ह्रास नहीं होता। बच्चे, बड़े-बूढ़े, लड़कियों व महिलाओं में शरीर के ऊपर चरबी की परत जमने लगती है। मोटापा व्यक्तिगत खूबसूरती को तो घटाता ही है, साथ ही कई बीमरियों के लिए भी ज़िम्मेदार है। जैसे ब्लड प्रेशर बढ़ना, हृदय रोग, मधुमेह, जोड़ों में दर्द, मासिक धर्म में विकृति, सांस फूलना, आदि प्रमुख हैं।

मोटापा बढ़ने के कई कारण हैं जिनमें कुछ निम्न हैं।

- ❖ शारीरिक श्रम या व्यायाम न करने तथा तली-भुनी चिकनाईयुक्त चीजें जैसे छोले-भठूरें, पकौड़े, समोसे, फ्रैंच फ्राई, आइसक्रीम, पिज़्ज़ा, बर्गर आदि का सेवन धीरे-धीरे मोटापा बढ़ा देता है।
- ❖ थायराइड ग्रंथि, पिट्यूटरी ग्रथि के ज्यादा सक्रिय होने पर इनसे स्त्रावित होने वाले स्रावों में विकृति आ जाती है जिससे मोटापा बढ़ता है।
- ❖ मानसिक तनाव भी मोटापें को जन्म देता है। तनाव की स्थिति में पाचन-तंत्र गड़बड़ा जाता है, क्योंकि ऐसी स्थिति आने पर प्रायः हम अधिक खा लेते हैं जबकि उर्जा का उपयोग नहीं कर पाते।
- ❖ गर्भावस्था में तथा प्रसव के बाद ज्यादा घी, मक्खन आदि का सेवन स्त्रियों में मोटापे को बढ़ाता है।
- ❖ कभी-कभी आनुवंशिक कारणों से भी मोटापे की स्थिति आ जाती है।

मोटापे से छुटकारा पाना मुश्किल हो सकता है, लेकिन असम्भव नहीं। आप अपनी जीवनशैली में परिवर्तन लाकर, दृढ़ निश्चय के द्वारा इसे नियंत्रण में रख सकते हैं।

- ❖ अपनी शारीरिक गातिविधियाँ बढ़ायें, इसके लिए अपने समय व सुविधानुसार सुबह की सैर या नियमित व्यायाम जरूर करें। बच्चों को दौड़ने भागने वाले खेलों के लिए प्रेरित करें।

- हर रोज भोजन से पहले 500 ग्राम सलाद अवश्य खाऐं, इससे आपका पेट भर जायगा और आप फालतू भोजन उदरस्थ करने से बचेंगे।
- सुबह खाली पेट, एक गिलास गुनगुना पानी या इस पानी में शहद डाल कर पीऐं।
- हर रोज नाश्ता जरूर करें जिसमें मौसमी फल व अंकुरित अनाजों को शामिल करें।
- कम चिकनाई में बनने वाले नाश्ते की तालिका बना लें बदल-बदल कर उन्हे बनायें जैसे इडली, चीला, ढोकला उपमा, सैडविच आदि। सैडविच पर बटर, जैम की जगह चटनी या सब्जी लगा कर खाऐं।
- अपने खाने में तरह-तरह की चटनियों का समावेश करें। चटपटी चटकारे वाली चटनियों से खाने की तृप्ति जल्दी होती है और भोजन का स्वाद भी बढ़ता है।
- भोजन पकाने के तरीकों में परिवर्तन करें। तलने की बजाय भाप द्वारा पका कर या बेक करके भोजन बनायें। कम चिकनाई में भी अधिक स्वाद मिलेगा।
- मलाई रहित दूध या स्किम्ड मिल्क का प्रयोग करें। इसी से दही, कस्टर्ड बनाऐं और फल डाल कर खाऐं।
- भोजन भूख लगने पर ही करें बिना भूख न खाऐं। संतुलित आहार का सेवन करें। सही भोजन ही आपको स्वस्थ रखकर मोटापे से छुटकारा दिला सकता है। अजमाऐं कुछ-खास पाक-विधियाँ जो स्वाद व सेहत दोनों से भरपूर है।

न्यूट्रीशस चिवड़ा भेल

सामग्री

2 कप चिवड़ा, 1½ कप दही, 2 उबले आलू, 1/2 कप बारीक कटा खीरा, अनार के दाने प्रत्येक ¼ कप, बारीक कटा टमाटर, 2 बारीक कटी हरी मिर्च (बीज निकाल कर काटी हुई), 3-4 छिली हुई संतरे की फाकें, चुटकी भर पिसी वाली मिर्च, पिसी चीनी व नमक स्वादानुसार, बड़ी चम्मच बारीक कटा हरा धनियां, ½ कप दूध

विधि

- चिवड़ा धोकर दूध में भिगों दें, ½ घंटा में चिड़वा फूल जाएगा।
- दही को थोड़ा पानी डाल कर मल लें।
- एक बड़े बाउल में सारी सामग्री को अच्छी तरह मिला लें, कटे हरे धनिया से सजा दें।
- ठंडा करके खाऐं लो-कैलरी का टेस्टी नाश्ता तैयार है।

गट्टा चाट

सामग्री

2 कप बेसन, एक बड़ी चम्मच दरदरा धनिया, एक छोटी चम्मच दरदरी कुटी काली मिर्च, ½ कप दही, छोटी चम्मच बेकिंग सोड़ा, एक छोटी चम्मच तेल, चुटकी भर हींग, नमक स्वादनुसार 2 कप गाढ़ा दही, ½ कप खट्टी-मीठी चटनी, ¼ कप अनार के दाने, ½ छोटी चम्मच चाट मसाला।

विधि

❖ बेसन में धनिया, कालीमिर्च, सोडा, तेल, दही, हींग डालें और कड़ा गूंध लें। इसकी मोटी मोमबत्ती जैसी रोल बना लें।
❖ एक पतीले में पानी खौलावें। ये रोल ढक कर 5 मिनट पकालें।
❖ चलनी में उलट दें ठंडा होने पर छोटे-छोटे पीस काट लें।
❖ एक प्लेट में कटे गट्टे रखें, ऊपर से मथी हुई दही डालें, चटनी व अनार के दाने व चाट मसाला बुरकें और सर्व करें।

~***~

सिट्रस फ्रूट पंच

सामग्री

2 संतरे, ½ चकोतरा, 2 मौसम्बी, 1 बड़ी चम्मच नींबू का रस, 1 छोटी चम्मच शहद, ½ छोटी चम्मच काला नमक, भुना जीरा पाउडर, 8-10 पोदीने की पत्तियाँ।

विधि

❖ मौसम्मी, संतरे, चकोतरा को छील लें और इनका रस निकाल लें।
❖ एक कांच के जग में ¼ जग कुटी बर्फ़ डालें ऊपर से मिक्स जूस डालें, शहद, नींबू का रस, जीरा व काला नमक मिला कर पेश करें।

स्वादिष्ट पौष्टिक रोटी

सामग्री

2 कप गेहूँ का आटा, ½ कप बथुआ या पालक का पेस्ट, 1 छोटी चम्मच हरी मिर्च व अदरक का पेस्ट, 1 छोटी चम्मच अज़वाइन, 1 बड़ी चम्मच बारीक कटा हरा धनिया, नमक स्वादानुसार।

विधि

❖ बथुआ या पालक को धोकर 1 छोटी चम्मच तेल मे हींग जीरा भून कर छौंक दें। ढक दें, 1 मिनट बाद नीचे उतारें, इसकी पेस्ट बनालें।

❖ आटे में नमक, अज़वाइन, हरा धनिया, मिर्च अदरक को पेस्ट व तैयार पेस्ट मिला कर आटा गूंध लें। 10 मिनट ढक कर रखें।

❖ इस आटे से बड़े नींबू के आकार की लोइयाँ बनाएँ, रोटी बेलें और सेक लें।

❖ गर्म-गर्म रोटियाँ चटपटी चटनी या सब्जी के साथ परोसें।

~***~

मिक्स वेजीटेबल विद बेबी कॉर्न

सामग्री

3-4 बेबी कॉर्न, 100 ग्राम फूलगोभी, गाजर, बींस, शिमला मिर्च प्रत्येक, 1 कप टमाटर प्यूरी, 1 बड़ी चम्मच सिरका, 100 ग्राम दही, 1 छोटी चम्मच कॉर्नफ्लोर, चुटकी भर पिसी चीनी व पिसी काली मिर्च, 1 बड़ी चम्मच बारीक कटा हरा धनिया, नमक स्वादानुसार

विधि

❖ सभी सब्जियों को धोकर काट लें और 2 मिनट के लिए ब्लांच करें।

❖ नान स्टिक पैन में टमाटर प्यूरी, मथा हुआ दही, सिरका, चीनी व कालीमिर्च डालें और मिला कर एक उबाल लगा लें।

❖ इस मिश्रण में ब्लांच की हुई सब्जियाँ डालें, ½ मिनट पकायें और हरा धनिया डाल कर गर्मगर्म सर्व करें।

दलिया इडली

सामग्री

1 कप दलिया, ½ कप दही, 1 बड़ी चम्मच वारीक कटी पत्तगोभी, गाजर, हरा धनिया प्रत्येक, 1 छोटी चम्मच ईनो फ्रूट सॉल्ट, नमक स्वादनुसार, तेल चुपड़ने के लिए

विधि

❖ दलिये को पैन में सूखा भून लें।
❖ दही में ½ कप पानी डालें और मथ लें इसमें दलिये को 15 मिनट तक भिगो कर रखें।
❖ दलिये में सब्जियाँ व नमक मिलादें।
❖ एक पतीले में 2 गिलास पानी डाल कर उबलने रखें।
❖ दलिये में ईनो फ्रूट सॉल्ट डाल कर मिलावें। इडली स्टैंड में 1-1 बड़ी चम्मच मिश्रण डालें और पानी में रख कर ढक दें। 10-15 मिनट पकने दें।
❖ गर्मागर्म इडली चटनी के साथ सर्व करें।

~***~

एपल डेजर्ट

सामग्री

3 बड़े मीठे सेब, 1 बड़ी चम्मच चीनी, 1 नींबू का रस, 2 बड़े चम्मच लो फैट क्रीम, चुटकी भर दालचीनी पाउडर

विधि

❖ सेब धोकर पतले पीस काट लें। छिलके सहित ही काटें।
❖ 1½ कप पानी मे चीनी डाल कर उबालें, नींबू का रस डालें और कटे सेब के टुकड़े डाल कर 3-4 मिनट पका लें।
❖ क्रीम फेंट लें सेब के टुकड़ों को प्लेट में निकालें। क्रीम डालें और दालचीनी का पाउडर बुरकें और पेश करें।

कर्ड, वेजीटेबल डिलाइट

सामग्री

2 कप स्किम्ड दूध से बना दही, ½ कप स्किम्ड दूध, 2 बड़ी चम्मच कद्दूकस की हुई गाजर, बारीक कटी पत्तागोभी, खीरा, बारीक कटा टमाटर, 1 हरी प्याज बारीक कटी हुई, चुटकी भर ऑरीगेनो, चुटकी भर अजवाइन, 1 बड़ी चम्मच भुनी दरदरी मूँगफली, 1 छोटी चम्मच भुने सफेद तिल, 10-15 किशमिश।

विधि

- ❖ दही को साफ मलमल के कपड़े मे बांधकर 3 घंटे तक लटका दें ताकि सारा पानी निकल जाये।
- ❖ दही को फेंट लें, दूध मिला दें सारी सब्ज़ियाँ डाल कर अच्छी तरह मिला लें
- ❖ तिल व मूंगफली व किशमिश काट कर मिला दें। ठंडा करके परोसें।

स्पीनच पास्ता विद कर्ड सॉस

सामग्री

2 कप गेहूँ का आटा, ½ कप पालक का पेस्ट, ½ छोटी चम्मच अज़वाइन, ½ कप स्किम्ड दूध से बना दही, 1 छोटी चम्मच हरी मिर्च का पेस्ट, नमक स्वादानुसार, 1 छोटी चम्मच तेल। *कर्ड सॉस :* 2 कप टोंड दूध से बना दही, ½ कप टोंड दूध, नमक, पिसी कालीमिर्च स्वादानुसार।

विधि

- ❖ आटे में नमक डालें, पालक का पेस्ट मिलाइये और दही से कड़ा पूरी के आटे जैसा गूँध लें। एक पैन में पानी उबलने के लिए रखें।
- ❖ तैयार आटे से बड़ी लोई लें, पतली चपाती सा बेलें, थोड़ा आटा बुरकें तह करके लम्बी लम्बी पटियाँ काट लें।
- ❖ तैयार पट्टियों को उबलते पानी में एक मिनट पका लें और निकालें।
- ❖ दही को साफ मलमल के कपड़े में बांध कर लटका दें, 2-3 घंटे बाद इसको निकाल कर फेंट लें, दूध मिला दें, नमक व काली मिर्च मिला दें। कर्ड सॉस तैयार है।
- ❖ नॉनस्टिक पैन में तेल डालें स्पीनच पास्ता 1 मिनट के लिए भूने, फिर कर्ड सॉस डाल कर सर्व करें।

टेस्टी फ्रूट कप

सामग्री

3 बड़े अमरूद, ½ कप गाढ़ा दही, 1 बड़ी चम्मच कटे सेब के टुकड़े, अनार के दाने, केले के टुकड़े, चीकू के टुकड़े प्रत्येक, 1 छोटी चम्मच शहद, चुटकी भर दालचीनी पाउडर व नमक।

विधि

❖ अमरूद धोकर काट लें, बीच का गूदा निकाल कर खाली कर लें।

❖ सभी फलों, दही, शहद व नमक को मिला दें और अमरूद के कप में भर दें, दालचीनी पाउडर छिड़क कर सर्व करें।

~***~

कर्ड कुकम्बर बोट

सामग्री

3 बड़े खीरे, 1 कप गाढ़ा दही (पानी निकला हुआ), 1 बड़ी चम्मच अनार के दाने, बारीक कटा अखरोट, 1 छोटी चम्मच पिसी चीनी, चुटकी भर पिसी काली मिर्च नमक स्वादनुसार

विधि

❖ खीरे धो लें और लम्बाई में 2 भाग में काटें, इनके बीज निकालें और 2-3 इंच की लम्बाई में काट लें।

❖ खीरे के खाली भाग में दही में सारी सामग्री मिला कर भर दें, ठंडा करके पेश करें।

अंकुरित मूँग सलाद

सामग्री

1 कप साबुत मूँग, 1 बड़ी चम्मच बारीक कटा खीरा, 1 बड़ी चम्मच (बीज निकाल कर) बारीक कटा टमाटर, 1 बड़ी चम्मच ताजा नारियल कद्दूकस किया हुआ, 1 छोटी चम्मच नींबू का रस, 1 बड़ी चम्मच भुनी दरदरी मूँगफली, नमक स्वादानुसार, 1 बड़ी चम्मच बारीक कटा हरा धनिया, चुटकी भर पिसी काली मिर्च।

विधि

❖ दाल को धोकर ¼ कप पानी में भिगों दें। फूलने पर साफ पतले कपड़े में बाँध कर लटका दें। दूसरे दिन तक अंकुर निकल आऐंगे।

❖ दाल को नमक डाल कर स्टीम कर लें, ठंडा होने पर सारी सामग्री अच्छी तरह मिला लें। नींबू का रस मिलाकर सर्व करें।

~***~

बेक्ड मशरूम

सामग्री

8-10 बड़े मशरूम, 2 बड़ी चम्मच स्किम्ड दूध से बना पनीर, 1 बड़ी हरी प्याज डंडी सहित, बारीक कटी हुई 1 बड़ी चम्मच, बारीक कटा हरा धनिया, टमाटर गूदा निकाल कर बारीक कटा हुआ, चुटकी भर पिसी काली मिर्च, नमक स्वादानुसार 1 छोटी चम्मच तेल।

विधि

❖ मशरूम धोकर डंडियाँ अलग करें। डंडियों को बारीक काट लें।

❖ नॉन स्टिक पैन में तेल गरम करें सारी सब्जियाँ डाल करा 2 मिनट चलाऐं। गैस से उतारें और प्रत्येक मशरूम में भर दें।

❖ प्रत्येक मशरूम पर चिकनाई चुपड़ें और ॲवन में सुनहरा होने तक बेक करें।

❖ गर्मगर्म बेक्ड मशरूम सॉस के साथ सर्व करें

मसालेदार दाल खाखरा

सामग्री

1 कप छिलके वाली मूँग की दाल, 2 कप गेहूँ का आटा, ½ कप बेसन, 1 बड़ी चम्मच तेल, 1 छोटी चम्मच हरी मिर्च का पेस्ट, भुने सफेद तिल, नमक स्वादनुसार, 1 छोटी चम्मच हल्दी, चुटकी भर पिसी लाल मिर्च।

विधि

❖ दाल को धोकर नमक हल्दी मिला कर, 1कप पानी में कुकर में स्टीम कर लें।

❖ आटा, बेसन, नमक, मिर्च का पेस्ट, पकी दाल व तिल को मिला लें। मोयन डालें और कड़ा गूंध लें। 15 मिनट ढक कर रखें।

❖ तैयार आटे से बड़े नींबू के बराबर लोई लें और पतला पापड़ सा बेलें।

❖ नॉनस्टिक तवा गर्म करें तैयार रोटियों को किसी मोटे कपड़े से दबा दबा कर गुलाबी चित्ती व करारा होने तक सेक लें।

❖ चाय के साथ चटपटे मसालेदार खाखरे का सेवन करें।

~***~

नज़र अंदाज न करें अल्सर

अनियमित जीवन शैली, अनिश्चित खानपान की गड़बड़ी से पैदा होने वाला रोग ही अल्सर है। अल्सर को जानने से पहले हमें आमाशय की रचना और इसके काम करने के तरीके को जानना जरूरी है।

हमारी आहार नाल में ग्रास नली, आमाशय व छोटी आंत की भीतरी दीवार पर एक म्यूकोसा या झिल्ली लगी रहती है। हमारे आमाशय की दीवारों में पाचक ग्रंथियाँ होती हैं जो पाचक एंजाइम पेप्सिन और अम्ल स्त्रावित करती है। ये दोनों मिलकर हमारे भोजन के प्रोटीन को पचा कर उसे अवयवों में तोड़ देते हैं। आमाशय की दीवारें इस एंजाइम से फट न जाएं, इसके लिए एक सुरक्षात्मक कवच बना होता है, यही कवच म्यूकोसा है। इसकी बाहरी परतें पुरानी होकर टूटती रहती हैं और नई परतों का निर्माण होता रहता है।

जब आहार, हमारी आहार नलिका से होकर आमाशय में पहुँचता है तो आमाशय में लगातार संकुचन होते रहने से पाचक पदार्थ और अम्ल बहुत देर तक नहीं रुक पाते और आगे छोटी आँत में धकेल दिए जाते हैं। कई कारणों से जब आमाशय में अम्ल की मात्रा ज्यादा बनने लगती है तो म्यूकोसा झिल्ली की क्षति होने लगती है और यही क्षति आगे चलकर अल्सर का रूप ले लेती है।

अल्सर होने के अनेक कारण हैं जैसे अधिक मात्रा में सिगरेट व तम्बाकू का सेवन, चाय-कॉफी और शराब का अधिक सेवन भी शरीर में अम्ल की मात्रा बढ़ा देता है। मानसिक तनाव, देर रात तक जागना, अत्यधिक चिंता आदि से भी अम्ल अधिक बनता है। कभी -कभी दर्द निवारक दवाओं जैसे एस्प्रिन, एनलजीन आदि के अधिक सेवन से भी अम्ल अधिक मात्रा में बनने लगता है। यही अम्ल बढ़ी हुई मात्रा में जब आमाशय में अधिक देर पड़ा रहता है तो जो आमाशय की झिल्ली की क्षति होती है वही अल्सर बन जाता है।

यदि आपको अल्सर है तो इसका इलाज शुरू में ही किया जाना चाहिये अन्यथा अधिक गम्भीर स्थिति होने पर कभी-कभी अल्सर में खून की उल्टी भी हो सकती है। अधिक खून निकलने से रोगी कमजोरी व घबराहट महसूस करता है। हाथ-पैर ठंडे होने लगते है। यदि ऐसी स्थिति हो तो रोगी को तुरन्त खून चढ़ाना चाहिए, नहीं तो कभी-कभी जान से भी हाथ धोना पड़ जाता है। क्योंकि यदि अल्सर लंबे समय तक बना रहे तो कैंसर विकसित होने की संभावना रहती है।

यों तो अल्सर के निदान के लिए बहुत तरह की तकनीकी जाँच व अनेक असरकारक दवाऐं उपलब्ध हैं। वेरियम एक्सरे व एंडोस्कोपी से अल्सर की जांच की जाती है। एंटासिड दवाओं के प्रयोग से इसको नियंत्रित की जाने की कोशिश की जाती है।

इन दवाओं के सेवन के अतिरिक्त खानपान में परहेज़ करके भी अल्सर जैसे रोग को नियंत्रित किया जा सकता है। तम्बाकू, धूम्रपान, शराब, चाय, कॉफी आदि का सेवन न करें। भोजन में अधिक मिर्च मसाले, खटाई का प्रयोग न करें। अधिक देर तक खाली पेट न रहें और एक साथ बहुत अधिक भोजन भी न करें। भोजन थोड़ा- थोड़ा करके कई बार लें। साइट्रिक या खट्टे फलों से परहेज रखें, क्योंकि कभी-कभी खट्टे फलों के सेवन से आमाशय में अम्ल की मात्रा बढ़ सकती है। बहुत अधिक गरम भोजन भी न खाएें।

अल्सर होने पर पत्तागोभी का जूस 500 मिली लिटर प्रतिदिन लेने पर लाभ होता है। इसके अलावा खीरे, पपीते और आलू का जूस भी पत्तागोभी के जूस में मिला कर किया जा सकता है। उचित खानपान को दिनचर्या में शामिल करें तो अल्सर में अवश्य लाभ होता है। दूध, मटठा, टमाटर, पत्तगोभी, ब्रोकली, ग्वार की फली, चावल, अंकुरित अनाज, लो फैट पनीर, अंजीर आदि को अपने खाने में विविध तरीकों से शामिल करें:

जैली सलाद

सामग्री

1 पैकेट जैली, 1 कप कद्दूकस की हुई पत्तागोभी, 1 कप गाजर कद्दूकस की हुई, 1 टमाटर (बीज गूदा निकाल कर) काटा हुआ, 1 हरी प्याज़, 1 बारीक कटी शिमला मिर्च, 2 पाइनएपल स्लाइस, ½ कप हरा धनिया बारीक कटा, ½ छोटी चम्मच पिसी चीनी, 1 छोटी चम्मच सिरका, 1 छोटी चम्मच कुटी दरदरी मिर्च।

विधि

- 85 ग्राम के जैली के पैकेट के लिए 500 मिली लिटर पानी लें।
- आधी मात्रा पानी की लें, इसको गर्म करें और जैली पउडर को इसमें डाल कर धोलें। शेष पानी भी मिला दें।
- इस मिश्रण को किसी बर्त्तन में डाल कर फ्रिज में रखें, करीब 1 घंटे में जैली सैट हो जायगी।
- सलाद के बाउल को फ्रिज में ठंडा करने को 15 मिनट रखें, फिर सारी चीजें मिक्स करके इस बाउल में डालें और फ्रिज में रखें
- जब जैली सैट हो जाये तो गीले चाकू से बर्तन के चारों ओर घुमायें, बर्तन प्लेट पर उल्टा करें।
- तैयार जैली के छोटे-छोटे क्यूब काट लें और सलाद में अच्छी तरह मिला दें।
- सिरका, कालीमिर्च व चीनी को मिला लें सलाद पर डालें, सर्व करें।

व्हीटजर्म फिरनी

सामग्री

30 ग्राम व्हीटजर्म, 1 बड़ी चम्मच सोयाबीन का आटा ½ लिटर दूध, 1 छोटी चम्मच गुलाबजल, 1 बड़ी चम्मच दूध मे घुले हुए 3-4 केसर के धागे, 1 बड़ी चम्मच गुड़।

विधि

- ❖ व्हीटजर्म को थोड़े से पानी में भिगो कर 10 मिनट रखें।
- ❖ दूध गर्म करें, गैस बंद करके इसमें सोयाबीन का आटा व व्हीटजर्म मिला दें, बराबर चलाती रहें ताकि गुठली न बनें।
- ❖ 5-10 मिनट गाढ़ा होने तक पकाए, कसा हुआ गुड़, केसर व गुलाबजल मिला दें।
- ❖ फ्रिज में ठंडा करे और गुलाब की पत्तियों से सजाकर परोसे।

~***~

ग्रीन पैनकेक

सामग्री

1 कप मूँग छिलका, 1 बड़ी चम्मच सूजी, 1 कप बारीक कटा पालक या मेथी, 3-4 कुटी हरी मिर्च, चुटकी भर हींग नमक स्वादानुसार 1 बड़ी चम्मच तेल, ½ इंच का टुकड़ा अदरक।

विधि

- ❖ दाल धोकर 2-3 घंटे को भिगो दें। हींग अदरक व हरी मिर्च डाल कर मिक्सी में छिलके सहित ही पीस लें।
- ❖ पिसी दाल में कटी पालक मिला दें।
- ❖ नान स्टिक तवा गर्म करें, गीले कपड़े से पौछें फिर एक बड़ी चम्मच घोल पतला फैला दें। गुलाबी होने तक सेक लें।
- ❖ पलट कर दूसरी तरफ से भी सेक लें गर्मागर्म करारे पोष्टिक पैनकेक चटनी के साथ परोसें।

सोयाबीन का ढोकला

सामग्री

25 ग्राम सोयाबीन का आटा, 25 ग्राम बेसन, 20 ग्राम दही, 1 छोटी चम्मच दरदरा मैथी दाना, 1 छोटी चम्मच दरदरा साबुत धनिया, 1 छोटी चम्मच कटा हुआ अदरक, 2 हरी मिर्च बारीक कटी, 1 बड़ा चम्मच कसा हुआ ताजा नारियल, 1 छोटी चम्मच हल्दी पाउडर, चुटकी भर हींग, ¾ छोटी चम्मच बेकिंग सोडा, नमक स्वादानुसार।

तड़के की सामग्री

1 बड़ी चम्मच तेल, ½ छोटी चम्मच सरसों, 1 बड़ी चम्मच चीनी व नींबू का पानी, 5-6 करीपत्ता।

विधि

❖ सोयाबीन का आटा, बेसन, हल्दी, मेथी, धनिया, हींग व दही को अच्छी तरह मिला लें। जरूरत होने पर गर्म पानी मिलायें ढक कर 2-3 घंटे के लिए रख दें।
❖ इस खमीर उठे मिश्रण में बेकिंग सोडा डाल कर अच्छी तरह फेंट लें
❖ एक पतीले मे पानी उबलने रखें।
❖ तैयार मिश्रण को चिकनाई लगे बर्त्तन में डालें और गर्म पानी के ऊपर चलनी रखकर इसे रख दें।
❖ 8-10 मिनट पकने दें, जब फूल जाय और पक कर तैयार हो जाय तो नीचे उतारें।
❖ पैन में तेल गर्म करें, सरसों चटकायें, करी पत्ता डालें, नीबू चीनी का पानी डाल कर उबालें, इस छौंक को कटें ढोकले पर डाल दें।
❖ जब सारा पानी ढोकला सोख ले तो सर्व करें।

~***~

सोयाबीन की चपाती

सामग्री

50 ग्राम गेहूँ का आटा, 50 ग्राम सोयाबीन का आटा, 50 ग्राम चने का आटा, 1 छोटी चम्मच दरदरा कुटा जीरा, नमक स्वादानुसार।

विधि

- ❖ तीनों आटों को मिला लें, नमक, जीरा डाल कर आटा गूँध लें। 10-15 मिनट ढक कर रखें ।
- ❖ छोटी-छोटी लोई लेकर चपाती बना लें और सर्व करें।

~***~

हैल्दी वेजीटेबल पैन केक

सामग्री

½ कप बेसन, ½ कप सोयाबीन का आटा, 2 बड़े चम्मच चावल का आटा, ¼ छोटा चम्मच सोडा वाई कार्ब, ½ कप दही, 1 कप हरी प्याज बारीक कटी हुई, 1 टमाटर बारीक कटा हुआ (बीज अलग करके), 1 बड़ी चम्मच बारीक कटी शिमलामिर्च, 1 छोटी गाजर कद्दूकस की हुई, 2 हरी मिर्च बारीक कटी हुई, 1 बड़ी चम्मच पनीर, ½ छोटी चम्मच जीरा, नमक स्वादनुसार 1 बड़ी चम्मच तेल।

विधि

- ❖ एक बड़े बाउल में सारी सामग्री को अच्छी तरह मिला लें। यदि मिश्रण गाढ़ा हो तो पानी मिला लें।
- ❖ नान स्टिक पैन गर्म करें, चिकनाई लगा कर गीले कपड़े से पोंछ लें।
- ❖ तैयार मिश्रण के 2 बड़े चम्मच घोल तवे पर फैला दें। इसके ऊपर पनीर व हरी प्याज को फैला दें और हाथ से थपथपा दें।
- ❖ ढक कर धीमी आँच पर सुनहरा होने तक पका लें, दूसरी साइड से भी इसी तरह पका लें।
- ❖ तैयार पैन केक को चौकोर टुकड़ों में काटें और चटनी रख के सर्व करें।

ब्रान बिस्कुट

सामग्री

1 कप गेहूँ का आटा, ¾ कप भूसी, ¼ कप घी या तेल, ¾ कप कद्दूकस किया गुड़, ½ छोटी चम्मच इलायची पाउडर, ½ छोटी चम्मच बेकिग पाउडर

विधि

- ❖ घी को हलका होने तक फेट लें
- ❖ शेष सभी सामग्री अच्छी तरह मिला कर 10 मिनट ढक कर रखें
- ❖ तैयार मिश्रण को हल्के हाथ से बेले और गोल या चौकोर काट लें।
- ❖ 200 डिग्री सैल्सियस पर 10-12 मिनट बेक करे।
- ❖ फाइबर से भरपूर बिस्कुट चाय के साथ सर्व करें।

~***~

सोयाबीन उसाली

सामग्री

50 ग्रम सोयाबीन, 2 बड़ी चम्मच टमाटर प्यूरी, 1 छोटी चम्मच कॉर्नफ्लॉर, 1 बड़ी चम्मच ताजा कसा हुआ नारियल, ½ छोटी चम्मच कुटी कालीमिर्च, 1 बड़ी चम्मच हरा धनिया, 1 छोटे नींबू का रस, नमक स्वादानुसार

विधि

- ❖ सोयाबीन धोकर रात को पानी में भिगो दें।
- ❖ सुबह नमक डाल कर 30-35 मिनट तक पका लें।
- ❖ कॉर्नफ्लॉर को थोड़े से पानी में घोलें। टमाटर प्यूरी इसमें मिला लें।
- ❖ एक पैन गर्म करें ½ कप पानी गर्म करें इसमें कॉर्नफ्लोर मिक्स प्यूरी मिला दें, उबली सोयाबीन मिलाकर, गाढ़ा होने तक चलावें।
- ❖ जब लटपटा मिश्रण बन जाये तो कसा नारियल, हरी मिर्चा, हरा धनिया व नींबू का रस डाल कर परोसे।

सोयाबीन का स्पंज केक

सामग्री

60 ग्राम सोयाबीन का आटा, 60 ग्राम मैदा, 1 छोटी चम्मच बकिंग पाउडर, ¼ छोटी चम्मच वनीला एसेंस, 120 ग्राम पिसी चीनी, 2 अंड़े, 60 ग्राम बटर, ½ कप दूध।

विधि

- ❖ सोयाबीन का आटा, मैदा व बेकिंग पाउडर मिला कर छान लें।
- ❖ अंड़े तोड़ कर वनिला एसेंस के साथ फेंट लें।
- ❖ बटर व चीनी को हल्का होने तक फेंट लें।
- ❖ बटर चीनी में अंडे का मिश्रण थोड़ा-थोड़ा डाल कर मिलाऐं
- ❖ छना आटा मिलाऐं, दूध डाल कर मिश्रण को अच्छी तरह फेंट लें।
- ❖ चिकनाई लगे केक टिन में इस मिश्रण को पलट दें और 275 डिग्री सेल्सियस पर ½ घंटा बेक करें। ठंडा होने पर पीस काट लें।

~***~

सोयाबीन की इडली

सामग्री

सोयाबीन 50 ग्राम, 50 ग्राम उड़द की धुली दाल, 200 ग्राम मोटा चावल, नमक स्वादानुसार।

विधि

- ❖ चावल, सोयाबीन व उड़द को दाल को धोकर अलग अलग 5-6 घंटे को भिगो दें।
- ❖ चावलों को थोड़ा मोटा-मोटा मिक्सी में पीस लें।
- ❖ दाल व सोयाबीन को भी अलग-अलग बारीक पीस ले, सारी पिसी सामग्री मिला कर एक करें और नमक मिला कर 6-7 घंटे को ढक कर रखें।
- ❖ जब पर्याप्त खमीर उठ जाय तो इडली के साँचे में चिकनाई लगा कर 1 बड़ी चम्मच घोल डालें और 8-10 मिनट स्टीम करें।
- ❖ गर्मागर्म इडली चटनी के साथ परोसें।

अंकुरित सूप

सामग्री

1 कप अंकुरित (मूँग, मौंठ, चना) 1 बड़ी चम्मच बारीक कटी पत्तागोभी, 1 मध्यम कसी हुई गाजर, 1 उबला आलू, 1 मध्यम वारीक कटी प्याज़, 1 कली लहसुन, 1½ बड़ी चम्मच कॉर्नफ्लॉर, 1 छोटी चम्मच तेल, ½ छोटी चम्मच चीनी, 4 कप पानी, नमक स्वादानुसार

विधि

- 4 कप पानी में अंकुरित को धीमी आग पर ढक कर 4-5 मिनट उबालें। छान कर पानी अलग करें। स्टॉक तैयार है।
- पैन में तेल गर्म करें, सभी सब्जियों को तेज आग पर भूने 1-2 मिनट के लिए।
- कॉर्नफ्लॉर को ¼ कप पानी में घोल लें।
- सब्जियों में स्टॉक डालें, 2-3 मिनट उबालें, कॉर्नफ्लॉर मिला दें, बराबर चलाते रहें।
- नमक, मिर्च व चीनी डाल कर गर्मागर्म सूप सर्व करें।

~***~

उचित खानपान बचाता है गुर्दे की बीमारी से

गुर्दे शरीर के वे अंग हैं जो हमारे खून की नियमित सफाई करते हैं और खराब व विषैले पदार्थों को मूत्र के द्वारा शरीर से बाहर निकालते है। हमारे शरीर में 2 गुर्दे होते हैं और प्रत्येक का साइज हमारी मुट्ठी जितना होता है। प्रत्येक गुर्दे का वजन लगभग 100 ग्राम होता है। गुर्दे खराब होने के कई कारण होते है जैसे मधुमेह की बीमारी से पीड़ित होना, उच्च रक्तचाप, दर्द निवारक गोलियों का अधिक प्रयोग, खून व पानी को कमी जो कि उल्टी दस्त की वजह से प्रायः हो जाती है, आदि के अलावा गुर्दे को छलनियों में से पेशाब में प्रोटीन का आना या फिर मूत्र के रास्ते मे रूकावट जैसे कारण जिम्मेदार है।

गुर्दे खराब होने के कई लक्षण हैं जैसे शरीर में सूजन आना, भूख में कमी, उल्टी या मतली सी आते रहना, खून की कमी होना, हडिडयाँ कमजोर होना, कमजोरी या थकान होना ब्लडप्रैशर का बढ़ जाना, मूत्र की मात्रा मे कमी होना।

इसमें से किसी भी लक्षण के प्रगट होने पर हमें इसकी रोकथाम के लिए पानी का अधिक सेवन करना चाहिए। अगर मधुमेह व हाई-ब्लडप्रेशर हो तो उसको नियंत्रण में रखने के साथ-साथ दर्द निवारक गोलियाँ जरूरी होने पर ही लें। गुर्दे की बीमारी की शंका होते ही डाक्टर से उचित परामर्श लेना चाहिए, क्योंकि यह बीमारी जल्दी उपचार मिलने से ठीक हो सकती है।

गुर्दे की बीमारी में डायलिसिस के साथ साथ खानपान में सावधानी बरतने की भी बहुत जरूरत है जैसेः

- नमक का कम मात्रा मे सेवन।
- रसीले फलों का सेवन न करके गूदे वाले फल जैसे सेब, अमरूद व पपीते का सेवन।
- हरी सब्ज़ियों को पानी में उबाल कर सेवन करना।
- प्रोटीन का कम मात्रा में उपयोग।
- पूरे दिन में 1 बड़े चम्मच तेल का उपयोग।
- गुर्दे के मरीज को केला, अंगूर, मेवे, कॉफी, टॉफी, चाकलेट, अधिक दाल, चना,। मटर व सेम आदि का सेवन नहीं करना चाहिए।

चॉकलेट और ब्रान केक

सामग्री

1 कप ओट ब्रान, 1 कप पानी, 1 बड़ा अंडा, 1/3 कप तेल, 1/3 कप पिसी चीनी, 1 छोटी चम्मच वनीला एसेंस, छोटी चम्मच चॉकलेट पाउडर, 1 बड़ी चम्मच सफेद सिरका 1 कप गेहूँ का आटा, 2 बड़ी चम्मच कोको पाउडर, 2 बड़ी चम्मच पाउडर मिल्क, 1 छोटी चम्मच बेकिंग सोडा, ½ छोटी चम्मच दालचीनी पाउडर, ½ छोटी चम्मच नमक

विधि

- ❖ ओट ब्रान, अंडा, पानी, तेल, चीनी, चॉकलेट पाउडर व सिरका को एक बाउल में अच्छी तरह मिक्स करें और 45 मिनट तक ढक कर रखें।
- ❖ आटा, नमक, बेकिंग सोडा, दालचीनी का पाउडर सबको अच्छी तरह मिला लें।
- ❖ पहले वाले मिश्रण को 2 नम्बर के मिश्रण के साथ मिला कर 1 मिनट तक ब्लैंड करें।
- ❖ चिकनाई लगे केक टिन में तैयार मिश्रण को डालें और पहले से गर्म किए ऑवन में 350 डिग्री पर 35 मिनट तक बेक करें। ठंडा करके काटें और सर्व करें।

एपलसॉस केक

सामग्री

1 कप भूसी (ब्रान) 1 बड़ा अंडा, ¼ कप तेल, 1 कप एपलसॉस, 2 बड़ी चम्मच ब्राउन शूगर, 2 बड़ी चम्मच पानी, 1 कप गेहूँ का आ[टा, 1 छोटी चम्मच बेकिंग सोडा, 2 बड़ी चम्मच दही 1 छोटी चम्मच दालचीनी, ¼ कप धुले किशमिश, ½ कप चीनी।

विधि

- ❖ तेल ब्रान, अंडा, चीनी, ब्राउनशूगर, एपलसॉस और पानी को मिला कर मिक्स कर लें। 30-40 मिनट तक रखें।
- ❖ आटा, सोडा व दालचीनी पाउडर को एक साथ मिला लें।
- ❖ अब दोनों मिश्रण को एक साथ मिला कर ब्लैंड करें, किशमिश मिला दें।
- ❖ चिकनाई लगे केक टिन में मिश्रण को डालें और 375 डिग्री पर 45 मिनट तक बेक करें।
- ❖ केक टिन से निकाल कर 10 मिनट ठंडा करे टुकड़ो मे काट कर सर्व करें।

पौष्टिक वेजीटेबल चपाती

सामग्री

1 कप कटी मिक्स सब्जियाँ (बीन्स, गाजर, पत्तागोभी) 1½ कप गेहूँ का आटा, चुटकी भर अजवाइन, 1 बारीक कटी हरी मिर्च, 1 छोटी चम्मच तेल, नमक स्वादानुसार।

विधि

- कटी सब्जियों को पानी में उबाल लें, पानी से निकाल कर पीस कर पेस्ट बना लें।
- आटे में नमक, अजवाइन, तेल व सब्जियों का पेस्ट डालें और चपाती का आटा गूँध लें। 2 मिनट ढक कर रखें।
- तैयार आटे से चपाती बना लें, मूँग दाल के साथ सर्व करें।

~***~

मूँग दाल मसाला

सामग्री

1½ कप धुली मूँग की दाल, ¼ कप उबली मटर, 1 बड़ी चम्मच कटे पनीर क्यूबस, 1 छोटा चम्मच चाट मसाला, ½ छोटा चम्मच ज़ीरा, 1 बड़ी चम्मच तेल, ½ छोटी चम्मच हल्दी पाउडर, 1 नींबू का रस, नमक स्वादानुसार, 1 बड़ी चम्मच कटा हरा धनिया।

विधि

- दाल धोकर 10 मिनट को भिगों दें।
- पैन में तेल गर्म करें, जीरा चटकाए, हल्दी डालें, दाल डाल कर 1 मिनट भूनें, नमक डालें, थोड़ा पानी डाल कर ढक दें।
- जब दाल गल जाये तो पनीर, मटर डाल कर भूनें चाट मसाला मिला दें।
- नींबू का रस व कटा हरा धनिया डाल कर चपाती के साथ सर्व करें।

दलिया खीर

सामग्री

2 कप स्किम्ड दूध, 2 बड़े चम्मच दलिया, 1 छोटी चम्मच चीनी या शहद।

विधि

- ❖ नॉनस्टिक पैन में दलिए को सूखा भून लें।
- ❖ दूध उबलने रखें, गैस धीमी करें, इस में दलिया डाल कर गाढ़ा होने तक पकाए।
- ❖ चीनी डाल कर 2 मिनट और पकाऐं। खीर तैयार है।

~***~

स्टीम्ड स्पीनच वॉल विद कर्ड डिप

सामग्री

1½ कप गेहूँ का आटा, 2 कप बारीक कटे पालक के पत्ते, 1 छोटी चम्मच जीरा, 1 छोटे चम्मच तेल, चुटकी भर नमक।

कर्ड डिप

1 कप पानी निकला दही ½ छोटी चम्मच भुना पिसा जीरा, 1 छोटी चम्मच चाट मसाला, ½ छोटी चम्मच पिसी काली मिर्च।

विधि

- ❖ कटी पालक को खौलते पानी में डालें, फिर 1 मिनट बाद निकाल कर ठंडे पानी में डाल दें। 1 मिनट बाद छलनी से छान कर पानी अलग करें।
- ❖ आटे में नमक, तेल, पालक मिला कर कड़ा गूंघ लें और 5 मिनट ढक कर रखें।
- ❖ तैयार मिश्रण के बड़े नींबू के बराबर गोले बना लें।
- ❖ पैन में पानी उबलने रखें, गोले डाल कर 5 मिनट पकने दें।
- ❖ चलनी में पलट कर पानी अलग करें ठंडा करें फिर 2-2 पीस काट लें।
- ❖ दही में सारे मसाले मिला कर अच्छी तरह फेंट लें।
- ❖ स्पीनच वॉल के ऊपर कर्ड डिप डालें सर्व करें।

पपीता योगर्ट

सामग्री

2 कप पानी निकला दही, 1 कप कटा पका पपीता 1 छोटी चम्मच पिसी चीनी, ¼ छोटी चम्मच छोटी इलायची का पाउडर।

विधि

❖ 3 कप दही को साफ मलमल के कपड़े में बांध कर लटका दें। 2 घंटे बाद जब पानी निकल जाये तो बाउल में निकालें।

❖ कटे पपीते को ब्लैंडर में डाल कर प्यूरी बना लें और चलनी से छान लें ताकि रेशा न रहे।

❖ दही, पपीता प्यूरी, इलायची पाउडर व पिसी चीनी को मिला कर ब्लैंड करे।

❖ फ्रिज में ठंडा करें और कटे पपीते के छोटे-छोटे टुकड़ों से सजा कर पेश करें।

~***~

मिक्स फ्रूट मॉकटेल

सामग्री

½ सेब, ½ कप कटा पपीता, 1 अमरूद, 1 छोटा चम्मच शहद, चुटकी भर दालचीनी पाउडर, 1 छोटा चम्मच नींबू का रस।

विधि

❖ सेब छीलें और कद्दूकस कर लें, अमरुद धोकर छोटे टुकड़ों में काट लें पपीता भी काट लें।

❖ 1 कप पानी डाल कर कटे फल डालें ब्लैंडर में 5 मिनट चलाएँ, इसी समय शहद, दालचीनी व नींबू का रस मिलादें।

❖ फ्रिज में ठंडा करें और गिलास में डाल कर सर्व करें।

बिस्किट डिलाइट

सामग्री

10-12 मैरी बिस्किट, 2 बड़ी चम्मच मलाई या क्रीम, 1 छोटा चम्मच कोको पाउडर, ¼ कप कद्दूकस किया पनीर, 1 छोटा चम्मच पिसी चीनी।

विधि

❖ पनीर, चीनी को मिला कर चिकना करें और कंचे जितनी गोलियाँ बना लें।

❖ बिस्किट को दरदरा पीस लें, कोको पाउडर मिला कर मलाई से गूँध लें।

❖ बिस्किट के मिश्रण की बड़े नींबू के बराबर गोली लें, बीच में गड्ढा बना कर पनीर की गोली रखें और अच्छी तरह से बन्द कर दें।

❖ तैयार गोलों को रोल का आकार दे दें, फ्रिज में 15 मिनट रखें, बीच से काट कर सर्व करें।

~***~

एपल बोट विद टेस्टी फिलिंग

सामग्री

2 बड़े मीठे सेब, 25 ग्राम पनीर, ½ कप अमरूद व पपीता प्रत्येक, ½ छोटा चम्मच पिसी चीनी, ½ छोटा चम्मच चाट मसाला।

विधि

❖ सेब धो कर बीच से काट लें और दोनों भागों को स्कूपर से खोखला कर के वोट जैसा बना लें ।

❖ पनीर कद्दूकस करें, अमरूद के बीज हटा कर गूदे के छोटे-छोटे टुकड़ों को मिला कर एक करें चीनी, चाट मसाला मिला कर सेब में भरें।

❖ फ्रिज में 10-15 मिनट रखें फिर पेश करें।

जोड़ों के दर्द की बीमारी है गठिया

प्रौढ़ावस्था में आमतौर से होने वाला रोग है गठिया जिसमें शरीर के जोड़ों में दर्द होता है। उनमें सूजन आ जाती है और कभी-कभी बुखार की स्थिति भी आ जाती है। हमारे शरीर के जोड़ हमें चलने फिरने, घूमने उठने-बैठने आदि क्रिया कलापों में मुख्य भूमिका अदा करते हैं। जब हमारे शरीर के जोड़ों में कोई विकार आ जाता है तो हमें उठने-बैठने और चलने में तकलीफ होती है। इस स्थिति का असर हमारे शरीर और स्वास्थ्य पर पड़ने लगता है, क्योंकि हमारे शरीर की चयापचय (Metabolism) प्रणाली गड़बड़ा जाती है पाचनशक्ति कमजोर होने लगती है। भूख कम हो जाती है। इसी कारण शरीर को पोषक तत्त्व पर्याप्त मात्रा में नहीं मिल पाते।

गठिया में शरीर के रक्त में यूरिक अम्ल की मात्रा बहुत बढ़ जाती है। यूरिक एसिड के लवण किस्ट्रल का रूप लेकर जोड़ों में जमा होने लगते हैं जिससे जोड़ों में तेज दर्द होने लगता है और उन पर कभी-कभी सूजन भी आ जाती है। आहार सम्बन्धी उपचार जानने से पहले यूरिक एसिड क्या है, जानना बहुत जरूरी है।

हमारे आहार के पोषक तत्त्वों में से प्रोटीन एक महत्त्वपूर्ण पोषक तत्त्व है जो शरीर को कोशिकाओं की टूट-फूट व निर्माण करने के लिए बहुत उपयोगी होता है। इसका अर्थ है कि जब हम प्रोटीनयुक्त आहार ग्रहण करते हैं तो हमारे पाचन संस्थान में विभिन्न रसों की प्रक्रिया स्वरूप एमीनो एसीडस बनते हैं, जो शरीर द्वारा अवशोषित कर लिए जाते हैं। इनमें से कुछ बिना पचे हुए कण यूरिक अम्ल के रूप मे मूत्र द्वारा शरीर से बाहर निष्कासित हो जाते हैं। जब शरीर उन्हें बाहर निकालने में असमर्थ रहता है तो रक्त में इनकी मात्रा बढ़ने लगती है तथा यूरेटस के रूप में ये अस्थियों तथा जोड़ों पर जमा होने लगते हैं

जोड़ों पर जमा होने वाले ये छोटे-छोटे कण ही दर्द का कारण होते हैं।

गठिया रोग में छोटे-छोटे जोड़ जैसे पैर के अंगूठे, टखने, कलाई आदि के जोड़ ही अधिक प्रभावित होते हैं। गठिया रोग का आक्रमण धीरे-धीरे होता है। शुरू में जोड़ों में तेज दर्द होना, जोड़ों में सूजन आना, थकावट होना कमजोरी, भूख न लगना, पाचन सम्बन्धी विकार, मूत्र की मात्र कम होना, हल्का बुखार होना आदि लक्षण दिखाई देते हैं।

ये लक्षण एक या दो सप्ताह रहने के बाद स्वयं ही कभी-कभी गायब हो जाते है किंतु यदि यूरिक एसिड की रक्त में बढ़ी हुई मात्रा कम करने का प्रयास न किया जाए तो फिर इस रोग का आक्रमण हो सकता है। इस व्याधि से बचने का सबसे अच्छा उपाय है आहारीय उपचार।

चूंकि कारण का निवारण ही किसी रोग का सर्वोत्तम उपचार होता है, अतः जिन खाद्य पदार्थो के सेवन से यूरिक अम्ल बनता है उनका सेवन बन्द कर देना चाहिये। तेज मिर्च-मसाले वाले भोजन, माँस, मछली, अंडा, अल्कोहल आदि का सेवन बन्द कर देना चाहिये। गठिया के रोगी का यदि वजन ज़्यादा है तो उसे धीरे-धीरे कम करना चाहिये। शरीर को प्रोटीन की पूर्ति करने के लिए कम वसा वाले दूध व पनीर का सेवन करना चाहिये। तरल पदार्थ सब्जियों का सूप, छाछ, नींबू पानी और नारियल पानी का सेवन करना लाभकारी है। गठिया के रोगी को भूखा भी नहीं रहना चाहिये। थोड़े-थोड़े अंतराल से सभी सॉलिड और तरल पदार्थों का सेवन करना चाहिये।

प्रतिबन्धित भोज्य पदार्थ   खमीर, माँसाहारी पदार्थ जैसे जिगर, गुर्दे, कीमा, मटर, मशरूम, पालक, चीकू, सीताफल, मसूर आदि पदार्थों में यूरीन की मात्रा अधिक होती है जिससे रक्त में यूरिक एसिड का स्तर बढ़ जाता है।

भोज्य पदार्थ जो लिए जा सकते हैः

चैरी, स्ट्रॉबैरी, ब्लूबैरी, रैड वैरी, केला, टमाटर पत्तागोभी, हरी पत्तीदार सब्जियाँ, लाल पत्तागोभी, लाल शिमला मिर्च, आलू, संतरा, नट्स, लो फैट पनीर, लो फैट दूध व दही, छाछ, नारियल पानी, खजूर, अंजीर आदि।

निम्नलिखित पाक विधियों को प्रयोग में लाकर इस रोग को काफी हद तक नियंत्रित किया जा सकता हैः-

खजूर का केक

सामग्री

250 ग्राम बीज निकले खजूर, ½ कप गेहूँ का आटा, ½ कप पिसी चीनी, 1 बड़ी चम्मच कोको पाउडर, ½ कप बटर, 1 छोटी चम्मच बेकिंग पाउडर, ¼ छोटी चम्मच खाने वाला सोडा, 1 कप दूध।

विधि

- ❖ खजूर कोको पाउडर व दूध को ब्लैंडर में डाल कर ब्लैंड कर लें।
- ❖ मक्खन व चीनी को मिला कर हल्का होने तक फेंट लें।
- ❖ आटे में सोडा बेकिंग पाउडर डाल कर छान लें।
- ❖ एक बड़े बाउल में डाल कर सारी सामग्री को अच्छी तरह मिक्स करें।
- ❖ चिकनाई लगे बर्त्तन में मिश्रण डालें और पहले से गर्म किए ऑवन में 180 डिग्री सेल्सियस पर 35-40 मिनट बेक करें।
- ❖ केक में चाकू डाल कर देखें, यदि चाकू साफ निकले तो समझें केक तैयार है।

आलू का सूप

सामग्री

2 उबले आलू, 3 कप लो फैट दूध, नमक, काली मिर्च, पार्सले स्वादानुसार।

विधि

❖ दूध में उबले आलू डाल कर ब्लैंड करें, उबाल लगा लें, नमक, काली मिर्च, पार्सले डाल कर क्रीमी सूप सर्व करें।

~***~

ऑरेंज टोस्ट

सामग्री

4 स्लाइस ब्रैड, 2 बड़े चम्मच गाढ़ा दही (पानी निकला हुआ) 1 बड़ी चम्मच संतरे का रस, 8-10 संतरे की छिली फाँकें।

विधि

❖ ब्रैड स्लाइस के किनारे काट लें और टोस्ट बना लें।
❖ दही में संतरे का रस मिला कर फेंट लें।
❖ प्रत्येक टोस्ट पर दही का मिश्रण फैला दें।
❖ संतरे की फाँकों से सजा कर परोसें।

दाल-गुझिया

सामग्री

250 ग्राम गेहूँ का आटा, 3 बड़े चम्मच तेल सोयन के लिए, नमक स्वादानुसार। *भरावन की सामग्री* : ½ कप चना दाल, 1 बारीक कटी हरी मिर्च, । छोटी चम्मच पिसी सौंप, ½ छोटी चम्मच हल्दी व लाल मिर्च पाउडर, चुटकी भर हींग। छोटी चम्मच तेल।

विधि

❖ आटे में नमक डालें, मोयन मिला कर पूरी के आटे जैसा कड़ा गूँधें और ढक कर रखे।

❖ पैन में तेल डालें, हींग भूने, हरी मिर्च डालें, दाल डाल कर भून लें, फिर नमक डालें, थोड़ा सा पानी डालें, गलने तक पका लें। सारे मसाले मिला दें।

❖ दाल को दरदरा पीस लें, गुझिया का भरावन तैयार है।

❖ गुधें आटे की छोटी छोटी लोइयाँ बनालें, पतली पूरी वेल लें।

❖ प्रत्येक पूरी में 1 चम्मच भरावन रखें और किनारे पर पानी लगा कर अच्छी तरह बंद कर दें।

❖ एक पतीले में पानी उबलने रखे, इसमें 5-6 गुझियाँ डाल कर पका लें। जब गुझिया उपर तैरने लगे तो चलनी में निकाल कर रखें।

❖ गर्मागर्म गुझिया चटनी या सॉस के साथ परोसें।

स्टीम्ड पनीर बर्फी

सामग्री-

300 ग्राम पनीर, 3 बड़े चम्मच पिसी चीनी, चुटकी भर खाने वाला पीला रंग, 3-4 कटे बादाम की गिरियाँ, 2-3 कटे पिस्ता।

विधि

❖ पनीर, चीनी व रंग को मिला कर हथेली से चिकना करलें।

❖ एक ढक्कनदार डिब्बे में चिकनाई लगा दें पनीर का मिश्रण उसमें बिछा दें ऊपर से कटे पिस्ते व बादाम से सजा दें।

❖ कुकर में एक गिलास पानी डालें, जाली रखे, इस जाली पर पनीर का डिब्बा रखें, कुकर बंद करें। एक सीटी आने तक पकाएँ।

❖ ठंडा करें फ्रिज में रखें फिर काट कर पेश करें।

स्टीम्ड पत्तागोभी रोल

सामग्री

1 पत्तागोभी, 250 ग्राम आलू, 1 शिमला मिर्च, 1 गाजर, 100 ग्राम पनीर, 2 कटी हरी मिर्च, 1 बड़ी चम्मच कटा हरा धनिया, नमक स्वादानुसार, चुटकी भर गर्म मसाला।

विधि

- ❖ पत्तागोभी के पत्ते अलग कर लें और धोकर पोंछ लें।
- ❖ गाजर, शिमला मिर्च को छोटे टुकड़ों में काट लें, पनीर काटे, उबले आलू छीलें, मैश करें और सारी सामग्री मिला लें।
- ❖ इसमें हरीमिर्च, हरा धनिया, गर्म मसाला मिला लें।
- ❖ तैयार सामग्री को प्रत्येक पत्तागोभी के पत्ते पर रखें और रोल बना कर पतले धागे से बांध लें।
- ❖ पतीले में पानी उबलने रखें, इस पर चलनी रखें, चलनी में रोल रख कर ढक कर 10-12 मिनट स्टीम कर लें।
- ❖ गर्मागर्म रोल चटपटी चटनी के साथ पेश करें।

छैना बड़े

सामग्री

2 लिटर लो फैट दूध, 250 ग्राम लो फैट पनीर 1 बड़ी चम्मच सूजी, 1 छोटी चम्मच छोटी इलायची का पाउडर, 8-9 धागे केसर, मिक्स कटा मेवा। बड़ा चम्मच 1 छोटी चम्मच, गुलावजल, 200 ग्राम चीनी।

विधि

- ❖ दूध भारी तले के बर्तन में उबलने रखें 2-3 मिनट तेज आग पर उबालें फिर चीनी मिला दें।
- ❖ पनीर सूजी को मिला कर हाथ से मसलें। जब अच्छी तरह मिल जाये तो इसके छोटे छोटे बड़े बना लें।
- ❖ इन बड़ों को दूध में डालें और तेज आग पर 5-7 मिनट के लिए पकाऐं।
- ❖ जब बड़े तैर कर उपर आ जायें तो प्लेट में निकालें।
- ❖ सारे बड़े बन जायें तो इन्हें दूध में डालें फ्रिज में रखे, मेवा डाल कर सर्व करें।

टमाटर का डोसा

सामग्री

½ किलो टमाटर, 2 कप सेला चावल, 3-4 हरी मिर्च, 2 प्याज, नमक स्वादानुसार, 1 छोटी चम्मच सरसों, उड़द दाल प्रत्येक, तेल तलने के लिए।

विधि

- ❖ चावल धोकर 4-5 घंटे के लिए भिगो दें, टमाटर व हरी मिर्च को काट लें।
- ❖ चावल टमाटर व हरी मिर्च को मिला कर मिक्सी में पेस्ट बना लें।
- ❖ 1 बड़ी चम्मच तेल गर्म करें सरसों चटकालें, उरद दाल भूनें कटी प्याज भूने इस तड़के को दोसा मिश्रण में मिला लें।
- ❖ नॉन स्टिक तवा गर्म करें, गीले कपड़े से पोंछ लें 2 बड़ी चम्मच घोल तवे पर फैलाएं, किनारे पर चिकनाई लगाएं।
- ❖ दोनों तरफ से करारा सेक कर चटनी के साथ परोसें।

~***~

मेथी, सोयाबीन की रोटी

सामग्री

1 कप सोयावीन का आटा, 1½ कप गेहूँ का आटा, 1½ कप हरी मेथी बारीक कटी हुई, 2 हरी मिर्च बारीक कटी, नमक स्वादानुसार 2 बड़े चम्मच दही।

विधि

- ❖ गेहूँ व सोयाबीन का आटा मिला लें इसमें नमक, हरी मिर्च व कटी मेथी, दही डालें थोड़ा सा पानी डाल कर कड़ा गूंध लें।
- ❖ तैयार आटे की लोई बना कर थोड़ी मोटी रोटी बेलें।
- ❖ गर्म तवे पर डालें अधसिंकी होने पर सीधी आग पर सेकें।
- ❖ करारी पौष्टिक रोटी घी लगाकर परोसो।

बेक्ड स्टफ्ड आलू

सामग्री

4 बड़े धुले आलू, 2 बड़ी चम्मच कटी पत्तागोभी, 1 प्याज कसी हुई, 1 गाजर कसी हुई, 1 बड़ी चम्मच पनीर चौकोर कटा हुआ, नमक व कालीमिर्च स्वादानुसार

विधि

- आलू को चिकनाई लगा कर छिलके सहित बेक कर लें।
- बीच से काटे फिर प्रत्येक भाग को बीच का हिस्सा निकाल कर खोखला कर लें।
- आलू का निकला हिस्सा व कद्दूकस की हुई सारी चीज़े मिला लें नमक कालीमिर्च भी मिला दें।
- तैयार मिश्रण को आलू के खाली भाग में भरें और चटनी डाल कर सर्व करें।

~***~

नजरअंदाज न करें उच्च रक्तचाप को

आधुनिक युग की चकाचौंध में जीवन शैली की अनियमितता एक अनिवार्य अंग हो गई है। न केवल रहन सहन बल्कि खान-पान में भी बहुत बदलाव आ गया है। खान-पान की विगड़ती आदतों व बदली हुई जीवनशैली के कारण ही तरह तरह के रोग हमें अपनी जकड़ में ले रहे है। उच्च रक्तचाप भी इसी तरह का रोग है। यों देखा जाय तो उच्च रक्त चाप स्वंय में कोई बीमारी नहीं है बल्कि अन्य बीमारियों का लक्षण है।

आजकल उच्च रक्तचाप का रोग तेजी से बढ़ता जा रहा है। आज की आबादी का बहुत बड़ा भाग उच्च रक्तचाप का शिकार है। बड़े ही नहीं बच्चे भी इस रोग की गिरफ्त में फंसते जा रहे हैं।

हमारे दिल का आकार एक बंद मुट्ठी की तरह है जहाँ से सारे शरीर में रक्त को प्रवाहित किया जाता है। यह कार्य हृदय की संकुचन और प्रसरण क्रिया द्वारा सम्पन्न होता है। सामान्य अवस्था में रक्त धमनियों में प्रवाहित रक्त में निश्चित दबाव बना रहना जीवन के लिए आवश्यक होता है, अधिक तला-भुना चिकनाई युक्त भोजन खाने और शारीरिक श्रम कम करने या बिल्कुल नहीं करने से रक्त धमनियों की आंतरिक दीवारों पर कोलेस्ट्राल का जमाव होने लगता है जिससे धमनियों का लचीलापन नष्ट होकर कठोर व संकीर्ण हो जाता है। अतः रक्त प्रवाह में रुकावट होने के करण हृदय व धमनियों की आंतरिक दीवारों पर अधिक दबाव पड़ता है जिससे रक्तचाप बढ़ जाता है। इसे ही उच्च रक्तचाप कहते हैं। 120/80 को सामान्य रक्तचाप कहा जाता है तथा 140/90 को अधिक रक्तचाप या उच्च रक्तचाप माना जाता है।

अधिक चिंता, मानसिक तनाव की स्थिति अधिक समय तक बनी रहने से, हृदय रोग, मधुमेह तथा मोटापे के कारण भी प्रायः लोग इस रोग के शिकार हो जाते हैं। इसके अतिरिक्त अम्लीय व ज्यादा नमक युक्त खाद्य पदार्थों जैसे अचार चिप्स आदि का अधिक सेवन, अधिक मद्यपान, धूम्रपान, पान-मसाला आदि के अधिक सेवन से भी उच्च रक्तचाप की स्थिति पैदा हो जाती है। अधिक तली-भुनी चीज़े, अधिक तेज मिर्च मसालेदार खाद्यपदार्थों का सेवन भी रक्तचाप को बढ़ता है। व्यायाम या शारीरिक श्रम का अभाव होने के कारण भी यह रोग अपना शिकार बनाता है।

यों देखा जाये तो प्रत्यक्ष रूप में इसका कोई विशेष लक्षण दिखाई नहीं देता लेकिन रोग ग्रसित व्यक्ति को नींद कम आना, चक्कर आना, सांस फूलना, हृदय

को धड़कन बढ़ जाना, हाथ पैरों में कपन महसूस होना स्वभाव का चिड़चिड़ापन, किसी काम में अधिक मन न लगना आदि सामान्य लक्षण प्रकट होने लगते हैं।

उच्च रक्तचाप के रोगी को अपने आहार-विहार में परिवर्तन करके रोग पर काबू पाने में काफी मदद मिलती है। ऐसे रोगी को नमक का सेवन कम करना चाहिये, चाय, काफी, सिगरेट, शराब आदि का सेवन भी बंद करना चाहिये। तनाव से दूर रह कर हल्के फुल्के व्यायाम भी करने चाहियें, सुबह शाम की नियमित सैर भी इस रोग में बहुत लाभदायक है।

भोज्य पदार्थ जो ले सकते है: आम, अमरूद, पपीता, चीकू, अनार, सेब, आँवला आदि फलों का सेवन करें। हाँ यदि मधुमेह भी हो तो मीठे फल न खाऐं।

करेला, लौकी, पालक, चौलाई, बथुआ, पोदीना, टमाटर आदि सब्जियों का सेवन बहुतायत से करें।

दालों में मूँग, मसूर, मौंठ व अरहर की दाल का सेवन करें। गाय का दूध, दही, व लस्सी लाभदायक है।

हरा नारियल, ककड़ी, खरबूजा, तरबूज, खीरा, मूली, गाजर, प्याज, मैंथी, लहसुन आदि का भी प्रयोग करें।

गेहूँ का दलिया, मूँग दाल की खिचड़ी, गेहूँ की चपाती भी ले सकते है।

निम्नलिखित पाक विधियों का सेवन उच्च रक्तचाप में लाभदायक है।

~***~

ग्रीन लीफी इडली

सामग्री

1 कप कटा पालक, ½ कप कटी हरा धनिया पत्ती 1½ कप दही, 1½ कप सूजी, 1 छोटा चम्मच ईनो फ्रूट साल्ट, 1 बारीक कटी हरी मिर्च, नमक स्वादानुसार 1 छोटी चम्मच तेल। ½ छोटी चम्मच राई।

विधि

- ❖ पालक, धनिया धोकर बारीक काटें या पीस लें।
- ❖ दही को मथ लें इसमें हरी पत्ती मिला दें।
- ❖ सूजी को सूखा भून लें और दही में मिला दें।
- ❖ तेल गर्म करें इसमें राई चटकाएं हरी मिर्च भूनें और तैयार मिश्रण में मिला दें। नमक मिला दें। इडली का मिश्रण तैयार है।
- ❖ एक बर्त्तन में पानी उबलने रखे, इडली मोल्ड मे चिकनाई लगा कर, तैयार मिश्रण में इनो मिला लें और मोल्ड में भरें।
- ❖ 7-8 मिनट स्टीम करें, गर्मागर्म पौष्टिक इडली नारियल की चटनी के साथ सर्व करें।

~***~

चौलाई साग

सामग्री

250 ग्राम चौलाई की पत्ती, 50 ग्राम धुली मूँग की दाल 1 बड़ा कटा टमाटर, प्याज प्रत्येक, चुटकी भर हींग, ½ छोटा चम्मच जीरा, 2-3 हरी मिर्च, 1 बड़ी मक्खन, नमक हल्दी स्वादानुसार।

विधि

- ❖ चौलाई साग को धोकर काट लें, दाल धोकर, चौलाई, दाल, कटी प्याज, टमाटर को कुकर में पका लें।
- ❖ ठंडा करके पीस लें, बटर गर्म करें। हींग भूने जीरा चटकालें, हरी मिर्च, कटी अदरक भूनें और साग में तड़का लगा दें।
- ❖ गर्मागर्म साग को चपाती के साथ परोसें।

लौकी की चटनी

सामग्री

3 कप लौकी का गूदा, 3 कप चीनी, 1 छोटी चम्मच काली मिर्च, पिसा भुना जीरा, पिसी छोटी इलायची प्रत्येक, 2 बड़ी चम्मच किशमिश, ½ कप सिरका।

विधि

- लौकी, चीनी व सारे मसाले मिला कर गैस पर पकने रखें तेज आग पर 10-12 मिनट पका लें।
- जब मिश्रण गाढ़ा होने लगे तो धुली किशमिश व सिरका डाल दें 2-3 मिनट और पका लें।
- ठंडी होने पर बॉटल में भरकर रखें, टोस्ट पर लगाकर खाएँ।
- स्वादिष्ट होने के साथ साथ पौष्टिकता से भरपूर है।

नवरतन पुलाव

सामग्री

2 कप ब्राउन राइस, ½ कप कटी पालक, 1 गाजर बारीक कटी, 1 कप मटर के दाने, 2 टमाटर कटे हुए, प्याज कटी हुई, 1 शिमला मिर्च बारीक कटी हुई, 4-6 पंखुड़ी केसर की एक चम्मच दूध में धुली हुई, 1 बड़ी चम्मच दरदरा कुटा गरम मसाला, नमक स्वादानुसार, 2 बड़े चम्मच मक्खन।

विधि

- चावल धोकर ½ घंटा पहले भिगो दें।
- कुकर में बटर गर्म करें इसमें कटा प्याज डाल कर भूनें फिर मटर भूनें गाजर, शिमला मिर्च डाल कर भूनें।
- जब मटर गल जायें तो गरम मसाला डाल कर भूने फिर चावल का पानी नियार कर इसमें डाल कर 5 मिनट भूनें।
- 4 कप पानी डालें, कटे टमाटर डालें और नमक डाल कर कुकर बंद कर दें। एक सीटी आने पर गैस बंद कर दे ।
- कुकर खोलें केसर धुला दूध मिला दें और 5 मिनट ढका रहने दें ताकि केसर की खुशबू पुलाव में रच बस जाये। पुलाव रायते के साथ सर्व करें।

पालक पनीर स्लाइस

सामग्री

1 कप गेहूँ का आटा, 1 कप कटा पालक, 1 कप कद्दूकस किया हुआ पनीर 1 छोटा प्याज, 1 कटी हरी मिर्च, ½ छोटी चम्मच जीरा, चुटकी भर हींग नमक स्वादानुसार, 2 बड़े चम्मच तेल।

विधि

❖ पैन में 1 छोटी चम्मच तेल, हींग, जीरा भूनें पालक डाल कर भूनें जब पालक गल जाये तो पीस लें।

❖ गेहूँ के आटे में इस पेस्ट को डाल कर आटा गूंध ले।

❖ दूसरे पैन में तेल डाले, कटा प्याज, हरी मिर्च डाल कर भूने, कद्दूकस किया पनीर डालें चलाएँ और गैस बंद कर दें।

❖ तैयार आटे के पतले पतले पराठे बना लें, इस पर पनीर का मिश्रण फैला दें और रोल कर लें। थोड़ी देर बाद ½ इंच मोटाई के रोल काट लें।

❖ स्वाद व पौष्टिकता से भरपूर स्लाइस तैयार हैं।

~***~

आँवले की कढ़ी

सामग्री

आँवलें 100 ग्राम, 150 ग्राम बेसन, ½ छोटी चम्मच हल्दी, जीरा प्रत्येक, 2 हरी मिर्च, 1 बड़ी चम्मच हरा धनिया, चुटकी भर हींग, मेथी, राई, ¼ कप दही, नमक स्वादानुसार, 1 बड़ी चम्मच तेल।

विधि

❖ आँवलों को कुकर में उबाल लें और पीस कर लुगदी बना लें।

❖ पैन में तेल गर्म करें हींग भूने, मेथी, राई, जीरा बारी बारी से चटकायें, हल्दी, हरी मिर्च डालें, फिर आँवले की लुगदी डाल कर 2 मिनट भूनें।

❖ दही, बेसन व 1 कप पानी डाल कर मथ लें, इसे पैन मे डालें और 5-10 मिनट तक पकाएँ, यदि पतली कढ़ी पसंद हो तो 1 कप पानी और डाल दें।

❖ चावल या चपाती के साथ गुणकारी पौष्टिक कढ़ी परोसें।

कच्चे पपीते का हलवा

सामग्री

2 कप पपीते का गूदा कद्दूकस किया हुआ, 1 कप चीनी, ½ छोटी चम्मच पिसी छोटी इलायची, 1 कप पाउडर मिल्क 1 बड़ी चम्मच किशमिश, 5-6 गिरियाँ बादाम की, चुटकी भर खाने वाला पीला रंग, 1 बड़ी चम्मच घी।

विधि

- एक पतीले में पानी उबलने रखें, पपीते के गूदे को साफ कपड़े में बाँध कर पोटली बना लें और 4-5 मिनट के लिए इस पानी में उबालें।
- पैन में घी गर्म करें उबले हुये पपीते के लच्छे को डाल कर 2 मिनट घी में भूनें।
- चीनी मिला कर पकाए, जब लच्छा गल जाए तो पाउडर मिल्क किशमिश व छोटी इलायची व रंग मिला कर थोड़ी देर चलाए।
- कटे बादाम की गिरियों से सजा कर पेश करें।

~***~

बथुए का रायता

सामग्री

1 कप बथुए की पत्ती, 250 ग्राम ताजा दही, चुटकी भर हींग, ½ छोटी चम्मच जीरा, 1 हरी मिर्च कटी हुई, चुटकी भर पिसी काली मिर्च, नमक स्वादानुसार 1 छोटी चम्मच तेल।

विधि

- पैन में तेल गर्म करें इसमें हींग जीरा, राई, हरी मिर्च भूने बथुआ डाल कर ढक कर 1 मिनट पकाऐं।
- बथुआ पीस कर पेस्ट बना लें।
- दही को अच्छी तरह मथ लें इसमें बथुए की पेस्ट मिला दें नमक व काली मिर्च मिला दें।
- चपाती व पुलाव के साथ रायता परोसें।

मूली की तरकारी

सामग्री

250 ग्राम मूली पत्ते सहित, 1 बड़ा प्याज, 1 टमाटर, 2 हरी मिर्च, 1 बड़ी चम्मच मूँग की धुली दाल, ½ छोटा चम्मच हल्दी, जीरा प्रत्येक, चुटकी भर हींग, 1 बड़ी चम्मच घी या तेल, नमक स्वादानुसार।

विधि

❖ मूली को पत्तें से अलग करें, मूली व पत्तों को अच्छी तरह धो लें और बारीक काट लें।

❖ दाल को धोलें, दाल, कटी मूली व पत्ते, नमक व हल्दी, ½ कप पानी डाल कर कुकर में 1 सीटी आने तक पका लें।

❖ प्याज टमाटर व हरी मिर्च को बारीक काट लें।

❖ पैन में घी गर्म करें हींग भूने, जीरा चटका लें, प्याज भूने हरी मिर्च व टमाटर गलने तक भून लें। इस छौंक को मूली की तैयार तरकारी में मिला दें

❖ पौष्टिक मूली की तरकारी चावल या चपाती के साथ परोसें।

~***~

लहसुन का शोरबा

सामग्री

8 कली लहसुन, 8-10 काली मिर्च, 2 बड़े टमाटर 4 कप पानी, 1 बड़ी चम्मच बटर, नमक स्वादानुसार।

विधि

❖ लहसुन छील कर धो लें और बारीक काट लें, काली मिर्च को भी दरदरा कूट लें।

❖ टमाटर धोकर बारीक काट लें।

❖ पैन में बटर गर्म करें, लहसुन भूनें, कालीमिर्च व टमाटर डाल कर भूनें, पानी डाल कर ढक कर 8-10 मिनट पका लें।

❖ छान कर गर्मागर्म शोरबा कटा हरा धनिया डालकर सर्व करें।

लाइलाज नहीं है मधुमेह

आधुनिकता के इस दौर में मनुष्य की अनियमित दिनचर्या, अनुचित व असंतुलित खान-पान अवसाद, चिंता, भय, शोक आदि मानसिक कारण ही मधुमेह या डायबिटीज़ जैसी बीमारी के कारण हैं।

मधुमेह रोग को भलीभांति समझने के लिए हमें शरीर में शूगर की भूमिका समझनी होगी हम जो भोजन करते हैं उसका पाचन आहारनाल में होता है। सभी प्रकार के कार्बोहाइड्रेट शरीर में पहुँच कर गलूकोज के रूप में परिवर्तित हो जाते हैं। यह ग्लूकोज रक्त द्वारा शोषित कर कोशिकाओं में पहुँचा दिया जाता है। रक्त से कोशिकाओं में ग्लूकोज पहुंचाने का कार्य पैंक्रियाज की खास कोशिकाओं द्वारा बने इंसुलिन हार्मोन से किया जाता है।

जब रक्त में मौजूद ग्लूकोज कोशिकाओं में न पहुँचे तो रक्त में ग्लूकोज या शूगर की मात्रा बढ़ने लगती है। गुर्दो की सामर्थ्य से अधिक शूगर होने पर पेशाव के साथ शूगर आने लगती है। रक्त और पेशाव में शूगर का स्तर बढ़ जाता है, यह स्थिति इन्सुलिन की कमी के कारण होती है।

शूगर से उर्जा का निर्माण इन्सुलिन की सहायता से होता है, इन्सुलिन की कमी से शूगर का उपयोग न होने से रक्त में इसका स्तर बढ़ जाता है, इसी को मधुमेह कहते हैं।

कारणः- यद्यपि मधुमेह के प्रत्यक्ष कारणों का कुछ निश्चित रूप से कहना कठिन है फिर भी कुछेक तथ्य ऐसे सामने आए हैं जिनके कारण मधुमेह की बीमारी होने का डर बना रहता हैः-

आनुवांशिक कारणः- परिवार में यदि किसी को भी पहले मधुमेह की बीमारी हो जाती है तो उसके बच्चों को भी इस रोग से ग्रसित होने की आशंका बनी रहती है।

मोटापाः- यदि किसी के शरीर का भार अधिक है तो मधुमेह होने का खतरा रहता है। अतः भार नियंत्रण की कोशिश करनी चाहिये। वजन कम करने के लिए दैनिक भोजन इस प्रकार का हो कि हर रोज शरीर को जरूरी ऊर्जा से कम ऊर्जा भोजन से मिले ताकि जमी हुई ऊर्जा खर्च हो सके और वजन नियंत्रित रहे।

हाईब्लड प्रैशरः- यदि किसी का ब्लड प्रैशर अधिक बढ़ा हुआ होता है तो उस स्थिति में भी मधुमेह होने का डर रहता है।

मद्यपान का अधिक सेवनः- यह भी डायबिटीज़ रोग को बढ़ावा देने में सहायक है।

स्टॉराइडस जैसी दवाओं के सेवनः- से भी कभी कभी मधुमेह की बीमारी हो जाती है। अतः अधिक लम्बे समय तक ऐसी दवाओं का सेवन नहीं करना चाहिये और न अधिक धूम्रपान करें।

असामान्य कोलेस्ट्रालः- यदि आपके कोलेस्ट्राल का स्तर सामान्य नहीं है तो उस अवस्था में भी मधुमेह हो सकता है।

वायरस संक्रमणः- कभी कभी किसी वायरस विशेष के संक्रमण से भी डायबिटीज़ हो जाती है।

मधुमेह के लक्षण

मधुमेह के लक्षण भिन्न भिन्न रोगियों में अलग-अलग दिखाई देते है फिर भी कुछ लक्षण प्रमुख हैं जैसे ज्यादा प्यास लगना, भूख अधिक लगना, भोजन लेते हुए भी शरीर का भार कम होना, अधिक नींद और थकान महसूस होना, फोड़े फुंसियों का बार-बार होना व जल्दी ठीक न होना, घाव का देर से भरना, हाथ पैरों में दर्द तथा झुनमुनाहट होनां, भोजन के समय अधिक पसीना निकलना, चक्कर आना, आँखों की रोशनी कम होना, पेशाब में चींटियां लगना आदि मधुमेह के लक्षण हो सकते हैं।

मधुमेह की चिकित्साः- मधुमेह से शरीर के अनेक अंग प्रभावित हो सकते हैं जैसे किडनी, आँखें, हृदय तत्रिकाए, पैर आदि। लम्बे समय तक खून में शूगर की मात्रा अनियंत्रित रहने से व्यक्ति कोमा की स्थिति में भी जा सकता है।

मधुमेह के रोगी के लिए चीनी से बने खाद्य पदार्थ नुकसान देते हैं। इस के अतिरिक्त अधिक कैलोरीयुक्त भोजन, सूखा मेवा, अधिक मीठे फल आदि का सेवन भी खून में शूगर को बढ़ाता है। मधुमेह के रोगी को डिब्बाबंद खाद्य पदार्थ और शीतल पेय आदि का सेवन भी नहीं करमा चाहिये।

मधुमेह के रोगी को अपने वजन को नियंत्रित करने के लिए भोजन तालिका निर्धारित करनी आवश्यक हैः- नीचे 1600 कैलौरी वाली तालिका दी गई है-

ब्रेकफास्टः 30 ग्राम स्प्राउट दाल, 30 ग्राम पोहा या उपमा।
चाय स्किम्ड दूध व 1 चम्मच चीनी के साथ।

लंचः- 3 चपाती, प्रत्येक चपाती 20 ग्राम की, 25 ग्राम दाल, (1 कटोरी) उबली हुई बिना छौंक के 150 ग्राम सब्जी 1 छोटी चम्मच तेल में पकी हुई।
सलाद + फल

शाम की चायः- स्किम्ड दूध से बनी चाय 1 चम्मच चीनी के साथ-

4 मैरी बिस्किट, पोहा, खाखरा या इडली नियत्रित मात्रा में ली जा सकती है।

डिनरः- 2 चपाती या 40 ग्राम चावल, 1 कटोरी दाल बिना छौंक के, 200 ग्राम सब्जी कम से कम तेल में बनी हुई।

मिश्रित सब्जियों से बना सलाद

भोज्य पदार्थ जो नाश्ते में लिए जा सकते हैः-

स्प्राउटस, इडली सांभर (सांभर में सब्जियों का प्रयोग अधिक हो)

उपमा या पोहाः- नॉनस्टिक पैन में कम से कम चिकनाई से बना हुआ।

भेलः- भुना चना. मुरमुरा. बारीक कटा खीरा, प्याज व टमाटर, उबला आलू और चटनी के साथ।

ब्राऊन ब्रैड सैंडविचः- उबले आलू या पनीर से बनी हुई

भरवाँ रोटीः- आलू या सब्जी भर के बिना घी के सिकी हुई।

ढोकला 2 पीस, खाखरा, फल

आगे दी गई पाक विधियों का सेवन भी मधुमेह के रोगी कर सकते हैं

~***~

कुकम्बर ड्रिंक

सामग्री

1 मध्यम खीरा 2 कप दही, 8-10 ताजा पोदीने की पत्तियाँ 4 दाने कालीमिर्च, नमक स्वादानुसार।

विधि

- खीरा धोकर छीलें और कद्दूकस कर लें।
- ब्लैंडर में दही, खीरा, कालीमिर्च व 5-6 पोदीने की पत्तियाँ डाल कर अच्छी तरह ब्लैंड कर लें।
- छान कर बर्फ डालें ऊपर से पोदीने की पत्तियों से सजा कर सर्व करें।

पालक पनीर क्रिस्प

सामग्री

1 किलो दूध, 1 कप वारीक कटा पालक, 1 बड़ी चम्मच नींबू का रस, 3-4 कटी हरी मिर्च, नमक स्वादानुसार।

विधि

❖ दूध उबलने रखें इसमें नींबू का रस डाल कर फाड़ लें।
❖ दूध के फटते ही इसमें पालक, नमक व हरी मिर्च डाल दें।
❖ इस मिश्रण को किसी साफ कपड़े में बाँध कर लटका दें, फिर किसी समतल जगह पर रख कर भारी चीज से दबा दें।
❖ इसमें से चौकोर टुकड़े काट लें।
❖ नॉनस्टिक पैन में तेल चुपड़ें इन चौकोर टुकड़ों को क्रिस्प होने तक सेकें।
❖ टमाटर सॉस के साथ सर्व करें।

~***~

इटैलियन टोमैटो

सामग्री

10-12 छोटे लाल टमाटर, 1 कप टमाटर सॉस 1 छोटी चम्मच चिली सॉस, 1 छोटी चम्मच बारीक कटा हरा धनिया, ½ कप कुकिंग चीज, नमक स्वादानुसार, 1 बड़ी चम्मच जैतून का तेल, चुटकी भर पिसी काली मिर्च।

विधि

❖ टमाटर धोले फिर 2-3 मिनट के लिए उबलते पानी में डालें छिलका उतार लें।
❖ टमाटर को बेकिंग डिश में बिछाएं।
❖ पैन में तेल गर्म करें, अदरक लहसुन को पेस्ट भूने सॉस व चिली सॉस डाल कर भूनें 1 मिनट पकाए।
❖ तैयार सॉस को टमाटर पर डालें, हरा धनिया व चीज कद्दूकस करके डालें, 10-12 मिनट बेक करें, सर्व करें।

चॉकलेट संदेश रोल

सामग्री

½ लिटर दूध, 20 मिली लिटर सिरका, 2 नींबू का रस, 100 ग्राम पिसी चीनी, 1 छोटी चम्मच पिसी छोटी इलायची, 10 ग्राम कोको पाउडर।

विधि

❖ दूध उबालें, गुनगुना होने तक ठंडा करें फिर सिरका व नींबू का रस डाल कर फाड़ लें।
❖ साफ कपड़े में वाँध कर 15 मिनट लटका दें ताकि पानी निकल जाये
❖ छैना को हाथ से मसल कर चिकना करें चीनी मिला लें। इसके दो भाग करें।
❖ एक भाग में कोको पाउडर, इलायची पाउडर मिला दें।
❖ बटर पेपर पर पहले कोको मिले छैना की 1 सैंटी मीटर मोटी तह फैला लें, इसके ऊपर प्लेन छैना की तह लगा दें।
❖ इसको सावधानी पूर्वक रोल करें 15 मिनट फ्रिज में रखें। स्लाइस काट कर पेश करें।

~***~

सोया सूप

सामग्री

½ कप सोया ग्रेनुअल, 3 कप पानी, ½ छोटी चम्मच लहसुन अदरक की पेस्ट, ½ छोटा चम्मच जीरा पाउडर, ½ कप बारीक कटा हरा प्याज, नमक, पिसी काली मिर्च स्वादानुसार। 1 छोटा चम्मच नींबू का रस।

विधि

❖ सोया ग्रेनुअल को धोकर पानी में मुलायम होने तक उबालें।
❖ इसी पानी में शेष मसाले डाल कर, ढक कर 2 मिनट और उबालें
❖ चलनी से छान कर ग्रेनुअल अलग करे, कटे प्याज से सजाकर नींबू का रस मिला कर सर्व करें।

फैट फ्री हनी केक

सामग्री

¾ कप शहद, 1 कप तैयार कॉफी, ½ कप किशमिश, ¼ कप एपल सॉस, 1¼ कप पिसी चीनी, 3 कप गेहूँ का आटा, छोटी 1 चम्मच बेकिंग पाउडर, ½ छोटी चम्मच मीठा सोडा, ¼ छोटा चम्मच लौंग पाउडर, 1 छोटा चम्मच पिसी दाल चीनी, ½ छोटी चम्मच सौंठ पाउडर, ¼ छोटा चम्मच नमक, 2 अंडे (सफेद भाग) 1 चम्मच वनीला एसेंस।

विधि

- किशमिश धोकर पनी में भिगों दें।
- आटे में सोडा, बेकिंग पाउडर, सौंठ, लौंग व दालचीनी पाउडर मिला दें।
- कॉफी व शहद को मिला कर गर्म करें, अंडो को फेंट लें।
- फिटे अंडे शहद, कॉफी के मिश्रण में मिला दें इसी में आटे को मिला लें।
- एपल सॉस व चीनी मिलाकर मिश्रण को फेंट कर एकसार करें। किशमिश उपर से डालें।
- मिश्रण को चिकनाई लगे केक टिन में डालें, पहले से गर्म ओवन में 180 डिग्री सेल्सियस पर करीब 45 मिनट बेक करें
- चाकू डाल कर चैक करें, यदि चाकू साफ निकले तो समझें केक तैयार है।

न्यूट्रीशस खिचड़ी

सामग्री

25 ग्राम चावल, 50 ग्राम साबुत मूँग, 1 कप मिक्स कटी धनियापत्ती, सेलरी, तुलसी व पार्सले, ½ कप कटा प्याज, 1 छोटा चम्मच वारीक कटा अदरख, 1 बड़ा चम्मच अंकुरित गेहूँ, 1 छोटा चम्मच गेहूँ के आटे की भूसी, ½ छोटा चम्मच जीरा, ¼ छोटा चम्मच सरसों, चुटकी भर हींग, 1 छोटी चम्मच हल्दी पाउडर, 15-20 करी पत्ते, 1 बड़ी चम्मच तेल, नमक स्वादानुसार।

विधि

- कुकर में तेल गरम करें हींग भूनें, जीरा व सरसों चटकाए हल्दी भूनें, कटा प्याज व अदरक डाल कर थोड़ी देर भूनें। शेष सामग्री डाल कर 2 मिनट वरावर भूनें।
- 3 कप पनी डाल कर प्रेशर कुक कर लें। खिचड़ी दही के साथ सर्व करें।

गोभी मसाला

सामग्री

1 मध्यम साइज की फूलगोभी 1 प्याज ½ इंच का टुकड़ा अदरक, 1 कली लहसुन, 1 बड़ा टमाटर, ½ छोटी चम्मच हल्दी पाउडर, ¼ छोटा चम्मच लाल मिर्च पाउडर व गरम मसाला प्रत्येक, ¼ कप गाढ़ा दही, ½ कप कटा हरा धनिया, 1 छोटा चम्मच तेल, नमक स्वादानुसार।

विधि

❖ फूलगोभी को धोकर नमक मिले पानी में मुलायम होने तक स्टीम कर लें।

❖ प्याजः लहसुन, अदरक, टमाटर को काट कर भून लें और पीस कर पेस्ट बना लें।

❖ पैन में तेल गरम करें, तैयार पेस्ट को भूनें, सूखे मसाले डाल कर कुछ देर और भूनें, दही मथकर सारे मसाले मिला दें।

❖ भुने मसाले को गोभी पर लगाए और कुकर में रखकर एक सीटी लगा लें।

❖ धनिया पत्ती से सजा कर प्लेट में रखें और पेश करें।

~***~

नियमित व संयत दिनचर्या से दिल का बचाव संभव है

चिंता भरी दिनचर्या, जबरदस्त प्रतिस्पर्धा और गलत खानपान, जीवनशैली की अनियमितता के कारण हृदय रोग अब आम बात हो चली है। हृदय रोग का सबसे बड़ा कारण शरीर की धमनियों में बढ़ते हुये कोलेस्ट्राल के कारण अवरोध उत्पन्न होना है।

हृदय का असली दुश्मन कोलेस्ट्राल ही है लेकिन यह भी दो तरह का होता है। एच.डी.एल यानि अच्छा कोलेस्ट्राल, एल डी एल यानि खराब कोलेस्ट्राल। अच्छा कोलेस्ट्राल शरीर में खराब कोलेस्ट्राल की मात्रा को नियंत्रित करता है और वैज्ञानिकों का मानना है कि शरीर में दोनों तरह के कोलेस्ट्राल एक निश्चित मात्रा में होने जरूरी है। बढ़े हुए कोलेस्ट्रॉल को नियंत्रित करने के लिए दवा का प्रयोग तो करना ही होगा लेकिन जीवनशैली व खानपान में बदलाव भी मुख्य भूमिका अदा करते हैं।

अधिक चिकनाईयुक्त तला भुना भोजन, शरीर में चरबी को बढ़ाता है। इसके लिए हमें खाने में हरी सब्जियों का अधिकाधिक सेवन, छिलकेदार दालें, चोकर युक्त आटे की रोटियॉ, रेशेदार फलों का अधिक से अधिक सेवन करना चाहिए जिससे शरीर में कोलेस्ट्राल की मात्रा बढ़े नहीं। हमें क्या और कितना किन किन चीजों का सेवन करना चाहिये इसके लिए निम्नलिखित बातों पर गौर करना जरूरी है:-

प्रतिबंधित भोज्य पदार्थः-

- ❖ मक्खन, देशी घी, नारियल तेल।
- ❖ तली चीज़ें जैसे समोसा, पूरी, पकोड़े, पराठा, पापड़
- ❖ मक्खन या देशी घी से बने केक, पेस्ट्री, आइसक्रीम।
- ❖ बकरे का मीट कलेजी, अंडे का पीला भाग।
- ❖ तेल वाले अचार
- ❖ चीज, खोया, क्रीम
- ❖ सूखे मेवे जैसे काजू पिस्ता, नारियल, मूँगफली आदि।
- ❖ डिब्बाबंद फल, सॉस इत्यादि
- ❖ मैदा, कॉर्नफ्लोर, नूडल्स आदि
- ❖ कोल्डड्रिंक, शेक व फलों का रस।

भोज्य पदार्थ जो लिए जा सकते है:-

- ❖ अधिक रेशे वाली चीजें जैसे हरी पत्तेदार सब्जियाँ, हरा सलाद
- ❖ गेहूँ के आटे में चने का आटा या जौ का आटा मिला कर प्रयोग करें अनुपात 4:1 का रखें।
- ❖ धुली दालों की अपेक्षा साबुत व छिलके वाली दालो का प्रयोग अधिक करें।
- ❖ अपने दैनिक आहार में अंकुरित अनाज जैसे मूँग, मौंठ, काला चना, सोयाबीन को अवश्य शामिल करें।
- ❖ साधारण ब्रैड की जगह ब्राउन ब्रैड का प्रयोग करें।
- ❖ आटे को चोकर सहित प्रयोग करें।
- ❖ सब्जियों का सलाद (आलू, अरबी, शकरकंदी) शामिल नहीं है।
- ❖ नींबू पानी, सब्जियॉ का सूप, पतली छाछ
- ❖ पानी का सेवन भरपूर मात्रा में किया जा सकता है।

खाद्य पदार्थों का सीमित सेवन:-

- ❖ प्रतिदिन 3-4 छोटे चम्मच तेल से ज्यादा सेवन न करें।
- ❖ चीनी का सेवन भी 3-4 छोटे चम्मच ही करें।
- ❖ अंडे का पीला भाग न लेकर सिर्फ सफेद भाग का ही सेवन करें।
- ❖ स्किम्ड दूध 500 मिली लिटर ही लें।
- ❖ अचार जिनमें तेल न हो उनका ही सेवन करें।
- ❖ फलों में पपीता, अमरूद, संतरा, तरबूज, सेब, चकोतरा 100 से 200 ग्राम तक ही लें।
- ❖ हाई कैलौरी वाले फल जैसे आम, केला, चीकू आदि 100 ग्राम से ज्यादा न लें।

~***~

ब्रान (भूसी) कटलेट

सामग्री

½ कप गेहूँ के आटे की भूसी, 2 उबले आलू, 1 कटी हरी मिर्च, 1 छोटी चम्मच बारीक कटा अदरक, 1 बड़ी चम्मच बारीक कटी धनियापत्ती, ¼ छोटा चम्मच गर्म मसाला ½ छोटा चम्मच सौंफ पाउडर, 1 छोटा चम्मच नींबू का रस, 1 बड़ा चम्मच भुने चने का पाउडर, 2 बड़ी चम्मच दूध, नमक स्वादानुसार, 1 छोटी चम्मच तेल।

विधि

- भूसी को दूध में 15 मिनट भिगो कर रखें।
- आलू छील कर कद्दूकस कर लें,
- भुने चने के पाउडर को छोड कर सारी सामग्री अच्छी तरह मिला लें और तैयार मिश्रण को कटलेट का आकार दे दें।
- भुने चने के पाउडर में प्रत्येक कटलेट को लपेटें।
- नॉनस्टिक पैन में चिकनाई लगा कर दोनों तरफ से सुनहरा सेक लें।
- धनिये की चटनी के साथ फाइबर से भरपूर कटलेट परोसें।

~***~

गाजर की खीर

सामग्री

2 गाजर, 3 कप स्किम्ड दूध, 1 बड़ी चम्मच किशमिश 2 छोटी चम्मच चीनी, चुटकी भर छोटी इलायची का पाउडर।

विधि

- गाजर छीलें, धोकर कद्दूकस करें।
- दूध उबलने रखे, आँच धीमी करें, गाजर व किशमिश डाल कर 5 मिनट पकाऐं। चीनी व इलायची पाउडर मिला कर सर्व करें।

व्हीटफ्लेक पोटैटो क्रिस्प

सामग्री

2 बड़े आलू, 1 कप चावल का आटा, 1 कप गेंहूं के फ्लेक्स, ½ छोटी चम्मच बेकिंग सोडा, 1 बड़ी चम्मच तेल, नमक स्वादानुसार।

विधि

❖ आलू उबाले, छीलें और कद्दूकस करके ढक कर रखें।

❖ व्हीट फ्लेक्स को दरदरा पीस लें।

❖ 2 कप पानी गरम करें इसमें नमक व सोडा डालें, चावल का आटा मिला कर धीमी आग पर 2-3 मिनट पकाए।

❖ इसमें कद्दूकस किये हुये आलू अच्छी तरह मिला कर एकसार कर लें।

❖ तैयार मिश्रण को उबलते पानी में डाल कर 4-5 मिनट स्टीम कर लें। ठंडा होने पर अच्छी तरह गूंध लें।

❖ इस मिश्रण में से नींबू के आकार की लोई लेकर पतली चपाती बेलें इस पर दरदरे व्हीट फ्लेक्स बुरक दें। इन्हें हाथ से दबा दें ताकि चपाती पर चिपक जायें।

❖ चपाती में से बड़े 3-4 पीस काट लें और धूप में कड़क होने तक सुखा लें। जार में भर कर रखें।

❖ प्रत्येक पीस के दोनो ओर चिकनाई चुपड़े और माइक्रोवेव में हाई पर 2 मिनट तक सेके।

❖ कुरकुरे पापड़ चाय के साथ सर्व करें।

~***~

स्टफ्ड शिमला मिर्च विद चावल व सोया

सामग्री

4 शिमला मिर्च, 1 बड़ी चम्मच तेल

भरावन की सामग्रीः- 1 प्याला उबले चावल, 2 बड़े चम्मच सोया ग्रेनुअल, 1 बड़ी चम्मच प्याज व अदरक का पेस्ट (छोटा चम्मच गरम मसाला, 2 छोटे चम्मच तेल, कटी धनिया पत्ती, नमक स्वादानुसार

विधि

❖ सोया ग्रेनुअल को पानी में उंबाल लें, जब मुलायम हो जायें तो पानी छान कर अलग करें।

❖ पैन में तेल गरम करें इसमे प्याज अदरक का पेस्ट भूनें उबले चावल, सोया ग्रेनअल, गर्ममसाला व नमक डाल कर 1 मिनट बराबर भूनें

❖ शिमला मिर्च को उपर से काट कर वीज निकाल दें और भरावन भर दें। मिर्च के चारों ओर चिकनाई चुपड़ दें।

❖ गर्म किए ओवन में एक प्लेट में रख कर 5-7 मिनट बेक करे। धनिया पत्ती से सजा कर सर्व करें।

~***~

पौष्टिक पचड़ी

सामग्री

2 कप थक्का दही, 1 कप घर का बना पनीर, 1 बड़ी चम्मच भुनी दरदरी मूँगफली, 1 बड़ी चम्मच अंकुरित मूंग, कटी पत्तागोभी, कसी गाजर प्रत्येक, 1 बड़ी चम्मच कटी हरी धनिया, नमक, काली मिर्च स्वादानुसार, 1 छोटी चम्मच पिसी चीनी।

विधि

❖ 1 कप दही मलमल के कपड़े में बाँधकर लटका दें ताकि सारा पानी निचुड़ जाये।

❖ दही को बाऊल में डाल कर फेटें, पनीर मिला दें शेष सामग्री अच्छी तरह मिला दें।

❖ फ्रिज मे ठंडा करके पौष्टिक पचड़ी पेश करें।

सिट्रस फ्रूट सलाद

सामग्री

2 मौसम्मी, 2 संतरे, 2 सलाद की पत्तियाँ 1 बड़ा चम्मच नींबू का रस, 8-10 पोदीना पत्ती

विधि

- ❖ मौसम्मी व संतरे को छील लें और फाँकें अलग अलग कर लें।
- ❖ प्रत्येक फाँक में से बीज निकाल कर छिलका अलग करें और छोटे छोट टुकड़ों में तोड़ लें। दोनों को मिला लें। सलाद के पत्तों पर मिक्स सामग्री रखें। नींबू के रस में नमक व कालीमिर्च मिला दें। इस ड्रैसिंग को सलाद में मिला दें।
- ❖ पोदीना पत्ती मिला कर सर्व करें।

~***~

चॉकलेटी संदेश

सामग्री

200 ग्राम छैना (स्किम्ड दूध से बना हुआ) 2 छोटे चम्मच पिसी चीनी, 1 छोटा चम्मच कोको पाउडर, ¼ छोटा चम्मच छोटी इलायची का पाउडर

विधि

- ❖ छैना को नॉनस्टिक पैन में 2 मिनट भून लें।
- ❖ ठंडा होने पर हथेली से मसल कर चिकना करें।
- ❖ तैयार छैना में पिसी चीनी, कोको पाउडर, इलायची पाउडर मिला दें और एकसार करें।
- ❖ तैयार मिश्रण से छोटी छेटी लोइयॉ बना लें और मनचाहा आकार दे दें।
- ❖ फ्रिज में सैट होने के लिए रखें और सर्व करें।

एपल मफिन्स

सामग्री

1½ कप गेहूँ का आटा, ½ छोटा चम्मच मीटा सोडा, ¼ छोटा चम्मच बेकिंग पाउडर, ¼ छोटा चम्मच दालचीनी पाउडर ¼ छोटा चम्मच नमक, ½ कप दही, ½ कप पिसी चीनी, ½ कप एपल सॉस, 1 अंडा (सफेद भाग) 1 बड़ा चम्मच तेल, 4 छोटी चम्मच चीनी टॉपिंग के लिए।

विधि

❖ आटे में सोडा, नमक, बेकिंग पाउडर, पिसी चीनी, व दालचीनी पाउडर मिला लें।
❖ अंडे का सफेद भाग फेंटें, इसमें दही, एपल सॉस, व तेल मिला लें।
❖ इस मिश्रण में आटा डाल कर फेंट लें।
❖ ओवन गर्म करें, तैयार मिश्रण को 1-1 बड़ी चम्मच मफिंस कोन में भरें, उपर से चीनी डालें।
❖ करीब 20 मिनट तक 150 सेल्सियस पर बेक करें।

~***~

पत्तागोभी व गाजर का सलाद विद पनीर सॉस

सामग्री

1 छोटा पत्तागोभी, 1 बड़ी गाजर, 1 कप घर का बना पनी (स्किमड दूध से बना हुआ) 1 कप स्किम दूध 1 कप गाढ़ा दही, कुटी दरदरी काली मिर्च ½ छोटी चम्मच, नमक स्वादानुसार।

विधि

❖ दूध दही, पनीर को ब्लैंडर में डाल कर मिक्स कर लें पनीर सॉस तैयार है।
❖ पत्तागोभी को बारीक काट लें, गाजर को कद्दूकस कर लें।
❖ एक काँच के बाउल में पत्तागोभी, गाजर को मिला लें उपर से पनीर सॉस डालें और मिलाएँ।
❖ नमक कालीमिर्च डाल कर पौष्टिक सलाद सर्व करें।

सोया चटनी

सामग्री

½ कप सोया ग्रेनुअल, 1 बड़ी चम्मच ताजा नारियल कद्दूकस किया हुआ, 2 हरी मिर्च, 2 छोटी चम्मच नींबू का रस, ½ हरा धनिया कटा हुआ, 2 बड़ी चम्मच कटी हुई पोदीना पत्ती नमक स्वादानुसार।

विधि

❖ सोया ग्रेनुअल को 5-6 मिनट के लिए पानी में भिगो दें।
❖ जब फूल जाये तो पानी निचोड़ कर अलग करें।
❖ पोदीना छोड़ कर सारी सामग्री मिला कर मिक्सी में बारीक पीस लें।
❖ कटी पोदीना पत्ती मिलाए, टोस्ट व उपमा के साथ सर्व करें।

~***~

चावल का शोरबा

सामग्री

3 बड़ी चम्मच पके हुए चावल, 4 कप छाछ, 1 हरी मिर्च, 1 बड़ी चम्मच कटी हरी धनिया, 1 बड़ी चम्मच बारीक कटी पत्तागोभी, ½ छोटी चम्मच सरसों, चुटकी भर हींग व हल्दी, 1 छोटी चम्मच घी या बटर, नमक स्वादानुसार 1 छोटी चम्मच कॉर्नफ्लॉर।

विधि

❖ हरी मिर्च को बीज निकाल कर बारीक काट लें।
❖ पैन में बटर गर्म करें सरसों चटका लें, हींग, हल्दी भूनें पत्तागोभी व हरी मिर्च डाल कर ½ मिनट भूने।
❖ छाछ में कॉर्नफ्लॉर अच्छी तरह मिला लें।
❖ पैन में चावल डालें थोड़ी देर भूनें फिर छाछ डाल कर 1-2 उबाल लगा लें।
❖ हरा धनिया डाल कर स्वादिष्ट शोरबा पेश करें।

गेहूँ के आटे का सूप

सामग्री

2 बड़ी चम्मच गेहूँ का आटा, 1 बड़ी चम्मच बारीक कटी पत्तागोभी, 1 बड़ा टमाटर बीज निकाल कर काटा हुआ, 1 बड़ी चम्मच बारीक कटा हरा धनिया, चुटकी भर पिसी काली मिर्च, 1 छोटी चम्मच वटर, नमक स्वादानुसार, 1 हरा प्याज़ पत्तियों सहित कटा हुआ सर्व करने के लिए, 1 कप स्किम्ड दूध, 1 कप पानी।

विधि

- ❖ पैन में वटर गरम करें, धीमी आग पर आटे को सुनहरा भून लें।
- ❖ भुने आटे को निकालें थोड़ा सा वटर डाल कर कटी पत्तागोभी व टमाटर को 1 मिनट तेज आंच पर भूनें।
- ❖ सारी सामग्री मिला दें इसमें दूध व पानी डाल कर 1 मिनट तक उबालें, नमक, कालीमिर्च डालें।
- ❖ कटी हरी धनिया व हरी प्याज से सजा कर परोसें।

~***~

मैरीनेटिड ब्रोकली (हरी गोभी)

सामग्री

1 छोटी 350 ग्राम की ताजा ब्रोकली

मैरीनेशन की सामग्रीः- 1 कप गाढ़ा दही (पानी निकाला हुआ) 1 छोटा चम्मच अदरक व लहसुन का पेस्ट, 1 छोटी चम्मच मलाई या क्रीम, (छोटी चम्मच कालीमिर्च पाउडर,) छोटी चम्मच छोटी इलायची का पाउडर, नमक स्वादानुसार।

विधि

- ❖ ब्रोकली को धोलें और कुकर में पानी डाल कर स्टीम कर लें।
- ❖ मैरीनेशन की सारी सामग्री को मिला लें और स्टीम्ड ब्रोकली के उपर लगा दें।
- ❖ ओवन या तंदूर में 2 मिनट पका कर सर्व करें।

पीलिया

आजकल के प्रकृति विरूद्ध खानपान रहन-सहन व बदलती हुई काम करने की स्थितियों में अधिकांश लोगों का आहार-विहार अनियमित सा हो गया है जिससे शरीर व स्वास्थ्य पर प्रतिकूल असर स्पष्ट दिखाई दे रहा है। इस अनियमित जीवन शैली व आहार-विहार का सबसे अधिक असर व्यक्ति की पाचन-प्रणाली पर पड़ा है। पाचन प्रणाली खराब होने से उदर सम्बन्धी रोगों की शुरूआत होती है। पीलिया उदर रोग से सम्बन्धित बीमारी ही है। पीलिया को पाण्डु रोग और इंगलिश में जॉन्डिस कहते हैं। चूंकि इस रोग में शरीर की त्वचा, आँखों और नाखूनों का रंग पीला हो जाता है, इसी कारण, इसे आम बोलचाल की भाषा में पीलिया कहते हैं।

पीलिया अपने आप में कोई रोग नहीं बल्कि लिवर (यकृत) की क्रिया के बिगड़ने की सूचना देने वाला लक्षण मात्र है। हमारा लिवर विभिन्न रसायनों का एक बहुत बड़ा कारखाना है जिसमें विविध प्रकार के स्त्राव बनते रहते हैं। पित्त नामक स्त्राव इसमें प्रमुख है। किसी भी कारण से पित्त के मार्ग में अवरोध उत्पन्न होने पर पित्त नली भ्रष्ट होकर रक्त द्वार वापिस शाखाओं में फैल जाता है। जब पित्त रक्त में मिल जाता है तो शरीर की त्वचा का रंग पीला होने लगता है।

पित्त पथ में अवरोध उत्पन्न होने के कई कारण हो सकते है जैसे लिवर में सूजन होना, जो कि किसी संक्रमण या क्रोनिक मलेरिया या एमवाइसिस के कारण हो जाती है। कभी कभी रक्त दूषित होने के कारण या टाइफाइड जैसे बुखार के बिगड़ने के कारण भी पीलिया नामक रोग हो जाता है।

लक्षणः- पीलिया में पीलापन सबसे पहले आँखों के सफेद भाग में दिखाई देता है बाद में ये पीलिया त्वचा, नाखून पेशाब आदि में भी हो जाता है। पीलिया के रोगी का मल सफेद रंग का हो जाता है। पेट में अफारा जैसी स्थिति रहती है, हृदय भारी प्रतीत होता है। कब्ज़ की स्थिति बनी रहती है। मुँह का स्वाद खराब रहता है। नाड़ी की गति धीमी हो जाती है, भूख में कमी हो जाती है। अपच बनी रहती है नींद में कमी तथा स्वभाव में चिड़चिड़ापन रहने लगता है। कभी कभी पीलिया ग्रसित व्यक्ति को सीधे कंधे के थोड़ा नीचे दर्द भी होता है। रोगी को ठंड महसूस होती है और उल्टी जैसा भी लगता हैं।

कारणः- पीलिया होने के चार मुख्य कारण होते है

- ❖ यकृत की कोशिकाओं में विकार होना
- ❖ पित्त के प्रवाह में अवरोध होना
- ❖ वंशानुगत कारणों से
- ❖ लाल रक्त कणिकाओं की अधिक मात्रा

पीलिया के रोगी के लिए गन्ने के रस का सेवन लाभदायक है। अधिक तले भुने, मैदे की चीज़े, तेज मिर्च मसाले युक्त भोजन से परहेज करना चाहिये अधिक से अधिक ताजे फल सब्जियों का सेवन करें, तला हुआ भोजन न करें, किशमिश, अंजीर व सादा सुपाच्य भोजन लाभदायक है।

पीलिया के रोगी निम्नलिखित पाक विधियों का सेवन कर सकते है।

~***~

भुने आलू की चाट

सामग्री

4 बड़े आलू, 1 बड़ी चम्मच छिले भुने दरदरे चने, 1 बड़ी चम्मच मूंग स्प्राउट, 1 छोटी चम्मच चाट मसाला 1 छोटी चम्मच नींबू का रस नमक स्वादानुसार केला कटा हुआ।

विधि

- ❖ आलू धोकर सूखा करें फिर चिकनाई चुपड़ कर फॉइल में लपेट कर ओवन में भून लें, यदि ओवन न होतो कुंकर में बालू भरें उसमें बीच में आलू दबा कर गैस पर रखें।
- ❖ आलू छीलें गोल टुकड़ों में काट लें, सारी सामग्री को एक बाउल में डाल कर अच्छी तरह मिला लें।
- ❖ पौष्टिक व स्वादिष्ट चाट तैयार है।

दही चावल

सामग्री

2 कप उबले हुये चावल, 2 कप स्किम्ड मिल्क का दही, ½ छोटी चम्मच सरसों 1 हरी मिर्च बीज निकाल कर बारीक कटी हुई, 4 करी पत्ता, 1 छोटी चम्मच अदरक पतला छोटे टुकड़ों में कटा हुआ, नमक स्वादानुसार 1 छोटी चम्मच तेल

विधि

- ❖ चावलों को धोकर अच्छी तरह पका लें, ठंडा होने पर कलछी से मैश कर दें।
- ❖ दही को मथ कर एकसार कर लें।
- ❖ पैन में तेल गर्म करें सरसों चटकाये, हरी मिर्च व अदरक भूनें और दही में मिला दें।
- ❖ तैयार दही को चावल में मिला कर अच्छी तरह चलाए जब तक कि सारी सामग्री एकसान न हो जाये।
- ❖ पौष्टिक व सुपाच्य दही चावल तैयार है।

दलिया की इडली

सामग्री

1 कप दलिया, 2 कप मटठा या छाछ, ½ कप कद्दूकस की हुई पत्तागोभी, ½ कप गाजर कद्दूकस की हुई, 1 बड़ी चम्मच भुनी दरदरी मूंगफली, 1 हरी मिर्च बारीक कटी, 1 बड़ी चम्मच बारीक कटा हरा धनिया, नमक स्वादानुसार, 1 छोटी चम्मच तेल चिकनाई के लिए, 1 छोटी चम्मच ईनो फ्रूट सॉल्ट ½ छोटी चम्मच सरसों, चुटकी भर हींग, 1 छोटी चम्मच तेल।

विधि

- ❖ दलिया पैन में सूखा भून लें और मट्ठे में 15-20 मिनट तक भीगा रहने दे।
- ❖ पैन में तेल गरम करें, हींग भूने, सरसों चटकायें, गाजर पत्तागोभी डाल कर 1 मिनट भूनें। अब बाउल में भुना दलिया व सब्जियाँ अच्छी तरह मिला लें।
- ❖ इडली मोल्ड में चिकनाई लगा कर रखें, कुकर में पानी डालें उबलने दें।
- ❖ प्रत्येंक सांचे में 1-1 बड़ी चम्मच दलिये का ईनो मिश्रित मिश्रण रखें। कुकर में 8-10 मिनट तक स्टीम करें।
- ❖ हरा धनिया बुरकें और गर्मागर्म इडली चटनी के साथ सर्व करें।

जौ चने का अवलेह (सत्तू)

सामग्री

2 बड़े चम्मच भुने जौ का आटा, 2 बड़े चम्मच भुने चने का आटा, 1 छोटी चम्मच शहद, 2 छोटी चम्मच पिसी चीनी, ¼ छोटी चम्मच छोटी ईलायची का पाउडर, 1 केला गोल कटा हुआ, 1½ कप पानी।

विधि

❖ एक बाउल में सारी सामग्री मिला कर गाढ़ा घोल (पकोड़े जैसा) तैयार कर लें। इसमें केला व इलायची पाउडर डालें चाहे तो फ्रिज में ठंडा करके सर्व करें।

~***~

स्टीम्ड ऐग डिलाइट

सामग्री

2 अंडे, चुटकी भर पिसी कालीमिर्च व नमक, 1 बड़ी चम्मच बारीक कटा हरा धनिया।

विधि

❖ एक पैन में पानी उबलने रखें

❖ अंडे का सफेद भाग उबलते पानी में छोड़ दें जब सैट हो जाये तो इस पर नमक मिर्च, हरी धनिया डाल कर सर्व करें।

वेजीटेबल एग ट्रीट

सामग्री

3 अंड़े, 1 बड़ी चम्मच कसी हुई गाजर, टमाटर, बारीक कटा पालक प्रत्येक, नमक, कालीमिर्च स्वादानुसार, छोटी चम्मच बेसन।

विधि

- ❖ अंड़े के पीले व सफेद भाग में बेसन मिला कर अच्छी तरह फेंट ले, इसमें सारी सब्जियाँ मिला लें।
- ❖ इस मिश्रण को खाली अंड़ों के खोल में भर दें।
- ❖ अंडों को गुंधे हुये आटे से अच्छी तरह बंद कर दें।
- ❖ इन अंड़ों को गरम पानी में 2-3 मिनट उबालें
- ❖ ठंडा करके खोल अलग कर दें, वेजीटेविल ऐग तैयार हैं।
- ❖ इन्हें नाश्ते में सॉस चटनी के साथ परोसें

~***~

टेस्टी पोटैटो ट्रीट

सामग्री

5-6 भुने आलू, 1 अंडे का सफेद भाग, 1 कप स्किम्ड मिल्क, चुटकी भर जायफल पाउडर, पिसी काली मिर्च व नमक स्वादानुसार, पार्सले 1 छोटी चम्मच

विधि

- ❖ आलू छील कर अच्छी तरह मैश कर लें।
- ❖ सारी सामग्री को मिला कर 1 मिनट तक ब्लैंड करें
- ❖ जब क्रीमी मिश्रण तैयार हो जाये तो पार्सले या हरा धनिया डाल कर सर्व करें।

सूजी की खीर

सामग्री

2 बड़ी चम्मच सूजी, 500 मिलीलिटर दूध, 8-10 किशमिश, ¼ छोटी चम्मच छोटी इलायची का पाउडर, 1 बड़ी चम्मच शहद।

विधि

- ❖ सूजी को पैन में सूखा भून लें। दूध उबलने रखें।
- ❖ गैस धीमी करके दूध में सूजी डाल कर गाढ़ा होने तक पकाएं।
- ❖ किशमिश व इलायची पाउडर व शहद मिला दें, सर्व करें।

~***~

छाछ मसालेदार

सामग्री

4 कप छाछ या मट्ठा, 5-6 करी पत्ता, 1 बड़ा प्याज, 1 बड़ी चम्मच कटा हरा धनिया, 1 छोटी चम्मच भुना जीरा, चुटकी भर हींग, ½ छोटा चम्मच हल्दी व राई प्रत्येक, 1 छोटा चम्मच तेल चुटकी भर सेंधा नमक, 1 छोटी चम्मच कटा अदरक।

विधि

- ❖ प्याज, अदरक, हरा धनिया व जीरे को बारीक पीस लें और एक साफ पतले कपड़े में बांध कर पोटली सी बना ले।
- ❖ 2 कप पानी उबलने रखें इसमें ये पोटली डालकर, आधा पानी रहने तक पकाऐं। इस पानी को ठंडा करके छाछ में मिला दें।
- ❖ पैन में तेल गर्म करें इसमें हींग भूने, राई पटपटाएं, करीपत्ता भूने इस छौंक को भी छाछ में मिला दें। ठंडा करके पेश करें।

ग्वारफली की सब्जी

सामग्री

250 ग्राम ग्वार की फली, ½ छोटी चम्मच सरसों व हल्दी प्रत्येक, चुटकी भर हींग, 1 बड़ी चम्मच तेल, 1 हरी मिर्च बारीक कटी, नमक स्वादानुसार 1 छोटी चम्मच नींबू का रस।

विधि

- ग्वारफली के रेशे निकाल कर धोलें।
- पैन में तेल गर्म करें, हींग डालें, सरसों चटकाएं, हल्दी भूनें, कटी हरी मिर्च भूनें फिर फलियाँ डाल कर 2 मिनट भूनें
- पानी का छींटा देकर कुकर बंद करें। 1 सीटी आने तक पकाएं, नींबू का रस मिला कर चपाती के साथ पेश करें।

~***~

अंजीर की लॉज

सामग्री

250 ग्राम अंजीर, 1 कप पाउडर मिल्क, ½ कप शहद, 1 छोटी इलायची का पाउडर, 1 बड़ी चम्मच घी।

विधि

- अंजीर धोकर 2 घंटे को गर्म पानी में भिगो दें।
- मिक्सी में पीस कर पेस्ट बना लें। पैन में घी गर्म करें, अंजीर पेस्ट भूनें, पाउडर। मिल्क व शहद मिला कर खुश्क होने तक पकाऐं।
- चिकनाई लगी सतह पर जमा दें काट कर पेश करें।

ऑस्टियोपोरोसिस (अस्थि क्षरण)

ऑस्टियोपोरोसिस एक तरह की खामोश बीमारी है। हड्डियों का भुरभुरा होकर कमजोर होना या टूटना ही ऑस्टियोपोरोसिस है। यह बीमारी बिना किसी दर्द या लक्षण के बढ़ती रहती है और जब हड्डी में फ्रेक्चर हो जाता है तब इसका पता चलता हैं। अस्थि सुषरिता या ऑस्टियोपोरोसिस विशेषकर वृद्धावस्था में अधिक पाई जाती है। इस बीमारी में न सिर्फ हड्डियों में अस्थिमज्जा की कमी हो जाती है बल्कि हड्डी की मज़बूती भी कम हो जाती है। जिसके कारण मामूली सी चोट या धक्का आदि लगने से भी हड्डी टूट जाती है कभी-कभी तो हड्डियॉ इतनी खोखली हो जाती हैं। कि मात्र झुकने या ज़ोर से खांसने या किसी भारी वस्तु उठाने से चटक जाती हैं।

पुरूषों की तुलना में महिलाओं में यह बीमारी चार गुना अधिक होती है क्योंकि 40 से 50 साल की महिलाओं में रजोनिवृति के शुरूआती दिनों में जब एस्ट्रोजन हारमोन का बनना कम हो जाता है तब हड्डियों का क्षय तेजी से होता है। अतः किसी बुजुर्ग महिला एवं पुरूष को हड्डी एवं जोड़ों के दर्द से थकावट व कमजोरी का एहसास हो तो तुरंत डाक्टर की सलाह लेनी चाहिये।

यह बीमारी चिंताजनक है पर लाइलाज नहीं। खानपान की गलत आदतों के कारण भी यह बीमारी हो जाती है। शराब पीने या धूम्रपान करने से अस्थि मज्जा में कमी आ जाती है जिसेसे यह बीमारी होने की आशंका बढ़ जाती है। ऑस्टियोपोरोसिस कुछ बीमारियों या कुछ दवाइयों के सेवन के कारण भी हो सकती है। पोषण की कमी से होने वाली अल्कोहलिज्म, एनोरेक्सिया नर्वोसा और मालएब्जार्पशन सिंड्रोम जैसी बीमारियाँ भी ऑस्टियोपोरोसिस का कारण हो सकती हैं। इन बीमारियों के कारण कैल्शियम और विटामिन डी का शरीर में अच्छी तरह से इस्तेमाल नहीं हो पाता है। यह बीमारी उन लोगों में भी हो जाती है जिनके आहार में पोषक तत्त्वों का अभाव होता है जिसमें कैल्शियम, फॉस्फोरस मैग्नीशियम, विटामिन डी प्रमुख हैं। इन जरूरी खनिज तत्त्वों की कमी होने पर हड्डियाँ कमजोर हो जाती हैं और ऑस्टियोपोरोसिस की आशंका बढ़ जाती है।

शुरुआती दौर में ही इस बीमारी को रोकना आसान होता है। शरीर में थायरॉइड हारमोन की मात्रा अधिक होने पर भी हड्डियाँ कमजोर हो जाती हैं। कुछ मूत्रवर्धक औषधियों के सेवन से शरीर में कैल्शियम की कमी हो जाती है इससे भी हड्डियाँ पतली व कमजोर हो जाती हैं।

बचावः- यदि आप ऑस्टियोपोरोसिस की मरीज हैं तो आप निम्न बातो पर जरूर गौर करें

- ❖ नियमित रूप से विटामिन डी, विटामिन सी व कैल्शियम युक्त आहार का सेवन करें।
- ❖ दूध व दूध से बने पदार्थ दही, मट्ठा, पनीर को अपने आहार में शामिल करें।
- ❖ भरपूर पानी पीयें और रेशेदार फल सब्जियों का अधिकाधिक सेवन करें।
- ❖ हारमोन रिप्लेसमेंट थैरेपी द्वारा आप इस रोग पर नियंत्रण पा सकते हैं।
- ❖ प्रतिदिन व्यायाम करें और 2-3 किलो मीटर पैदल चलें।
- ❖ काफी का अंत्याधिक सेवन न करें क्योंकि इसका कैफीन मूत्रमार्ग से कैल्शियम निकालता है।
- ❖ कोल्ड ड्रिंक का अधिक मात्रा में सेवन न करें।
- ❖ नमक व प्रोटीन अधिक मात्रा में न लें।
- ❖ हमेशा सही व सीधी मुद्रा में बैठे, आगे की ओर झुककर न चलें।
- ❖ पढ़ते समय झुक कर न बैंठें, जब भी बैठें तन कर बैंठें।
- ❖ यदि जमीन से कोई भारी चीज उठानी हो तो घुटने झुकाऐं कमर नहीं।
- ❖ ऊँची एड़ी के जूते चप्पल नहीं पहनें।
- ❖ जहाँ तक हो सके स्टूल आदि पर चढ़ने से बचें।

''डेक्सा स्कैन'' जिसे बोन डेंसीटोमीटर भी कहा जाता है, इससे हड्डियों के घनत्व की जांच सही तरह से की जा सकती है। इस जांच में 5 से 10 मिनट का समय लगता है और एक से डेढ़ हजार रूपये तक का खर्च आता है।

11 वर्ष से 24 वर्ष तक के लिए 1200 मिलीग्राम कैल्शियम हर रोज़ लेना जरूरी है।

25 वर्ष से मीनोपॉज़ होने तक 1000 मिली ग्राम

मीनोपॉज़ के समय 1500 मिली ग्राम

मीनोपॉज़ के बाद 1500 मिली ग्राम कैल्शियम

हर दिन लेने से ऑस्टियोपोरोसिस से बचा जा सकता है। इसके अतिरिक निम्न व्यंजनों को अपने आहार में शामिल करेंः-

~***~

मिंट ऐण्ड ऑरेंज ड्रिंक

सामग्री

1 कप संतरे का रस, 1 बड़ी चम्मच नींबू का रस, ¼ कप पोदीने की ताजा पत्तियां, ¾ कप चीनी, 1 कप पानी, संतरे की फांकें व पोदीना पत्ती सजाने के लिए।

विधि

- ❖ चीनी व पानी को मिला कर चाशनी बनालें इसमें पोदीने की पत्तियां भी डाल कर उबालें।
- ❖ संतरे व नींबू के रस को मिला लें।
- ❖ सारी सामग्री मिला कर एक करें और छान लें।
- ❖ काँच के गिलास में बर्फ डालें ऊपर से यह शरबत डालें, संतरे की फांक व पोदीना पत्ती से सजा कर पेश करें।

~***~

पनीर व शिमलामिर्च की भाजी

सामग्री

स्किम्ड दूध से बनाया हुआ ½ कप पनीर, 1 बड़ी शिमला मिर्च बारीक कटी हुई, 1 बड़ी प्याज बारीक कटी, 2 हरी मिर्च, 1 बड़ा टमाटर, ½ छोटी चम्मच लाल मिर्च, धनिया पाउडर, हल्दी प्रत्येक, चुटकी भर जीरा, 1 बड़ा चम्मच तेल, नमक स्वादानुसार।

विधि

- ❖ नॉनस्टिक पैन में तेल गर्म करें जीरा भूनें, कटी प्याज, हरी मिर्च व कटे टमाटर डाल कर भूनें। धनिया, हल्दी व लाल मिर्च भी डालें।
- ❖ जब मसाला तेल छोड़ दे तो कटी शिमला मिर्च व कसा हुआ पनीर डाल कर 1 मिनट भूनें।
- ❖ गर्मागर्म भुजिया चपाती के साथ पेश करें।

ऑरेंज बनाना टोस्ट

सामग्री

4 स्लाइस ब्रैड, 1 बड़ी चम्मच संतरे की फाँकों के रेशे, 1 केला कटा हुआ, ½ कप गाढ़ा दही (पानी निकाला हुआ), 1 छोटी चम्मच लो फैट क्रीम, चुटकी भर पिसी कालीमिर्च व नमक स्वादानुसार।

विधि

❖ प्रत्येक स्लाइस के किनारे काट लें और टोस्ट बना लें।
❖ दही, क्रीम, नमक मिर्च को मिला लें, इसमें कटे केले व संतरे के रेशे मिला दें।
❖ प्रत्येक पीस पर इस मिश्रण को लगायें तुरंत सर्व करें।
❖ कैल्शियम से भरपूर टोस्ट तैयार हैं।

~***~

कुट्टू का पैनकेक

सामग्री

2 कप कुट्टू का आटा, 2 हरी मिर्च बारीक कटी, 1 बड़ी चम्मच कटी पालक, 1 बड़ी चम्मच बारीक कटी शिमला मिर्च, 1 बड़ी चम्मच कद्दूकस की हुई गाज़र, नमक स्वादानुसार 1 बड़ा चम्मच तेल, 1 बड़ा चम्मच चावल का आटा।

विधि

❖ कुट्टू व चावल का आटा मिला लें पानी डालें और पकौड़े के घोल जैसा बना लें। नमक डालें।
❖ पालक, गाजर, हरीमिर्च व शिमलामिर्च को मिला लें।
❖ नॉनस्टिक तवे पर 2 बड़ी चम्मच घोल फैला दें इस पर 1 बड़ी चम्मच मिक्स सब्जियाँ डालें, कलछी से दबा दें।
❖ दोनों तरफ से करारा सेकें और धनिया की चटनी के साथ सर्व करें।

पालक-पनीर

सामग्री

250 ग्राम पालक बारीक कटा हुआ, 150 ग्राम पनीर, 1 छोटी चम्मच प्याज का पेस्ट 1 छोटी चम्मस लहसुन, अदरक का पेस्ट, ½ छोटी चम्मच गर्म मसाला, हल्दी प्रत्येक, नमक स्वादानुसार, 1 बड़ी चम्मच तेल, 1 बड़ी चम्मच टमाटर प्यूरी।

विधि

❖ पालक को पैन में डालें और ढक कर 1 मिनट पका लें ठंडा होने पर पेस्ट बना लें।

❖ पैन में तेल गर्म करें, प्याज का पेस्ट भूनें, लहसुन अदरक का पेस्ट भूनें फिर टमाटर प्यूरी, हल्दी डालकर भूनें।

❖ पालक का पेस्ट व पनीर डाल कर 1-2 मिनट भूनें।

❖ ½ कप पानी डालकर 1-2 उबाल आने दें, फिर गर्म मसाला डालें। चावल या चपाती के साथ सर्व करें।

~***~

मिक्स ग्रेन पराठा

सामग्री

½ कप गेहूँ का आटा, ¼ कप बाजरा, कूटू चावल, मक्का, बेसन प्रत्येक, 1 छोटी चम्मच हल्दी पाउडर, ½ कप दही, ½ कप गाजर, पत्तागोभी कसी हुई प्रत्येक, नमक स्वादानुसार, 1 छोंटी चम्मच हरी मिर्च व लहसुन का पेस्ट, 2 बड़े चम्मच तेल।

विधि

❖ सारी सामग्री मिला कर एक करें और पानी से मुलायम आटा गूंध लें।

❖ नॉनस्टिक तवा गरम करें, तैयार मिश्रण की लोई बना कर पराठा बना लें।

❖ फाइबर युक्त पराठा दही के साथ सर्व करें।

तिल की पूरी

सामग्री

2 कप गेहूँ का आटा, 2 बड़े चम्मच सफेद तिल, 1 बड़ी चम्मच तेल मॉयन के लिए, नमक स्वादानुसार तेल तलने के लिए, 1 बड़ी चम्मच सूजी।

विधि

❖ गेहूँ का आटा, सूजी, नमक व मोयन को अच्छी तरह मिला कर कड़ा गूंध लें और ढक कर रखें।
❖ तिल को एक प्लेट में फैला कर रखें।
❖ आटे की लोई बना लें, प्रत्येक लोई के दोनों तरफ तिल लपेटें और बेल कर तल की लें।
❖ कुरकुरी तिल पूरियॉ दही के साथ पेश करें।

~***~

तिल, टोफू क्रिस्प

सामग्री

200 ग्राम टोफू (सोयाबीन का पनीर) 2 बड़े चम्मच सफेद तिल, 1 बड़ी चम्मच बारीक कटी धनिया पत्ती ½ छोटी चम्मच अमचूर पाउडर व गर्म मसाला प्रत्येक 2 बड़े चम्मच तेल, नमक स्वादानुसार, 1 बड़ी चम्मच दही।

विधि

❖ टोफू को एक इंच के चौकोर टुकड़ों में काट लें।
❖ दही, तिल, खटाई, गर्म मसाला व हरा धनिया को मिला लें, टोफू के टुकड़ों पर चारों तरफ ये मिश्रण लपेटें।
❖ नॉन स्टिक पैन में चिकनाई लगाकर ये चौकोर टुकड़े कुरकुरे होने तक सेक लें।
❖ क्रिस्प तिल टोफू को चटनी के साथ परोसें।

कर्ड डिप विद वेजीटेबल

सामग्री

2 कप लो फैट दूध से बना दही, 2 बड़ी चम्मच बारीक कटी हरी प्याज, 1 बड़ी चम्मच लो फैट क्रीम, चुटकी भर पार्सले, 1 बड़ी चम्मच कुटी दरदरी भुनी मूँगफली या अखरोट, 1 बड़ी चम्मच बारीक कटा खीरा व टमाटर प्रत्येक।

विधि

❖ दही 2-3 घंटे के लिए पतले कपड़े में बाँध कर लटका दें।

❖ एक काँच के बाऊल में दही व क्रीम मिलाकर अच्छी तरह फेंट लें।

❖ इसमें कटी सब्जियां, मूंगफली मिला दें, ठंडा करें फिर बिस्किट या चिप्स के साथ सर्व करें।

~***~

तिल गुड़ के लड्डू

सामग्री

2 कप सफेद तिल, 2 कप गुड़, 1 छोटी चम्मच छोटी इलायची का पाउडर।

विधि

❖ तिल को पैन में सूखा भून लें। गुड़ को कद्दूकस कर लें।

❖ पैन में ½ कप पानी डालें गुड़ पिघलने तक पकालें जैसे ही गाढ़ी चाशनी बने तिल डाल दें अच्छी तरह मिला लें।

❖ गर्म गर्म ही हाथ में घी लगाकर इसके लडडू बनालें

❖ कैल्शियम से भरपूर लडडू तैयार है।

पाचन प्रणाली का मुख्य रोगः कब्ज़

कब्ज़ दरअसल कोई रोग न होकर हमारे गलत आहार-विहार से उत्पन्न एक स्थिति है। इसी स्थिति को हम कई नामों से पुकारते हैं जैसे कोष्ठवद्धता, मलावरोध, कब्ज़ व इंगलिश में हम इसे कांस्टीपेशन कहते हैं।

दरअसल सुबह शाम नियमित रूप से एक निश्चित समय पर शौच क्रिया द्वारा मल निष्कासन न हो पाने पर मल अन्दर पड़ा सड़ता है या कठिनाई से कड़ा होकर बाहर निकलता है। यही स्थिति कब्ज़ कहलाती है ।

यों तो कब्ज़ बहुत साधारण सी बीमारी है लेकिन पाचन-तन्त्र सम्बन्धी अन्य रोगों का कारण यह कब्ज़ ही है वे बीमारियाँ है- अजीर्ण, गैस, बवासीर, आहार, पेचिश, पेट-दर्द, दस्त आदि इसी कब्ज़ की देन हैं। इतना ही नहीं और भी कई छोटे -मोटे रोग कब्ज़ के कारण ही पनपते हैं।

सरल शब्दों में हम कब्ज़ को यों समझ सकते हैं कि हम जो भोजन करते हैं उसका जो सार अंश होता है उसे तो आँतें ग्रहण कर लेती हैं लेकिन भोजन का जो निस्सार अंश होता है उसे आँतें मलद्वार द्वारा बाहर निकाल देती हैं। जब भोजन का निस्सार भाग नियमित रूप से बाहर निकलता रहता है तो पेट साफ रहता है। लेकिन जब कभी यह निस्सार भाग बाहर नहीं निकल पाता तो मल के रूप में आँतों में पड़ा सड़ता रहता है और बाद में कई प्रकार के रोगों को जन्म देता है इसका शुरूआती रोग ही कब्ज़ है ।

कारणः- कब्ज़ होने के कुछ कारण होते हैं जिनका सीधा सम्बन्ध हमारी दिनचर्या आहार-विहार व खान-पान से होता है । जब हमारी दिनचर्या अनियमित, प्रकृति के विरूद्ध आहार-विहार व असंतुलित खान-पान होता है तो हम कब्ज़ के शिकार हो जाते है । समयानुसार भोजन न करके वक्त बेवक्त भोजन करना, भूख लगने पर भोजन न करना, जल्दी-जल्दी बिना चबाए भोजन करना, दोनों समय नियमित रूप से शौच क्रिया न करना, आहार में रेशेदार खाद्यान्न का अभाव रहना व चिकने पदार्थों (मैदे से बनी चीजें का सेवन अधिक करना ।) एक बार का भोजन पचने से पहले फिर कुछ खा लेना आदि कारणों से ही कब्ज़ होने की स्थिति बनती है ।

कभी-कभी शोक चिंता से पीड़ित मनोस्थिति व मानसिक तनाव, कम पानी पीने व अधिक उपवास तथा मल-मूत्र के वेग को रोक कर इनका निष्कासन न होने से भी कब्ज़ हो जाता है ।

पाचक रस के स्त्राव में कमी होना, अधिक ठंडे वातावरण में रहना, आंतों का कमजोर होना, वातनाड़ियों की निर्बलता भी कब्ज़ होने के कारण हैं।

निवारणः- कब्ज़ होने पर जुलाब की दवा का सेवन करने की नियमित आदत नहीं बना लेनी चाहिए इससे कभी-कभी आँतें इतनी कमजोर हो जाती हैं कि बिना दवा के पेट साफ हो हीं नहीं पाता ।

माना इस रोग से छुटकारा पाने के लिए पेट की सफाई जरूरी है, इसके लिए सबसे पहले रोगी को अपने आहार में सुधार करना जरूरी है ।

❖ देर से पचने वाले गरिष्ठ और मैदे से बने व आँत से चिपकने वाले सभी पदार्थों को अपने भोजन से निकाल देना चाहिए ।
❖ रेशेयुक्त आहार का अधिकाधिक सेवन करना चाहिए जिसमें छिलके वाली दालें, कच्ची सब्जियां व सलाद का सेवन, मौसमी फल अमरूद, पपीता व चीकू जैसे फलों का भरपूर सेवन करें ।
❖ फास्ट फूड का सेवन न करें तो बेहतर है ।
❖ अपने आहार में अरबी, भिण्डी, पूरी-पराठें जैसे देर से पचने वाले पदार्थों का सेवन न करें ।
❖ सेब आदि फल को छिलकों सहित खाएं छिलके फाइबर का अच्छा स्त्रोत हैं और पेट की सफाई करने में विशेष सहायक हैं।
❖ पानी का अधिक सेवन करें, पूरे दिन में कम से कम 10-12 गिलास पानी जरूर पीऐं और सुबह उठते ही खाली पेट 1 गिलास गुनगुना पानी नींबू निचोड़ कर पी लें ।
❖ निश्चित समय पर शौच जाने की आदत अपनायें ।
❖ रात को सोते समय दूध पीने से सुबह पेट अच्छी तरह साफ हो जाता है।
❖ रात को 1 चम्मच आंवला चूर्ण और एक चम्मच मेथी का चूर्ण पानी के साथ लें सुबह पेट साफ हो जाएगा ।
❖ अंजीर, मुन्नका दूध में उबाल कर प्रयोग करें । गुनगुने दूध के साथ ईसबगोल की भूसी कुछ दिन तक लगातार सेवन करें, कब्ज़ से निजात मिलेगी। सुबह शाम नियमित रूप से खुली हवा में सैर करने की आदत डालें।
❖ हल्की, फुल्की व्यायाम विधियाँ अपनी दिनचर्या में शामिल करें इन्हें सुबह शौच क्रिया के बाद खाली पेट करें इससे आँतों की शिथिलता जाती रहती है । कब्ज़ से निजात पाने के लिए ये पाक विधियाँ जरूर अपनाऐं।

साबुत मूंग के खम्मन

सामग्री

200 ग्राम साबुत मूंग, 2-3 हरी मिर्च, चुटकी भर हींग, ½ इंच टुकड़ा अदरक, 1 छोटी चम्मच हल्दी, ¼ छोटी चम्मच, ½ कप दही, 2 नींबू का रस, 1 छोटी चम्मच चीनी कुकिंग सोडा वधार की सामग्रीः- 1 बड़ी चम्मच तेल 1 छोटी चम्मच सरसों, 1 छोटी चम्मच तिल, 10-15 करी पत्ता, नमक स्वादानुसार

विधि

❖ मूंग को साफ करके रात को पानी में भिंगा दें ।
❖ सुबह हींग, अदरक व हरी मिर्च डाल कर मिक्सी में पीस लें, नमक व दही मिलाकर 3-4 घंटे गर्म जगह में ढक कर रखें। सोडा डाल कर अच्छी तरह फेंट लें।
❖ एक चिकनाई लगी थाली में मिश्रण डालें और स्टीम करें ।
❖ 8-10 मिनट में खम्मन सैट हो जाएगा ।
❖ पैन में तेल गर्म करें सरसों चटकाएं तिल व करी पत्ता भूने, खम्मन चौकोर टुकड़ों में काट कर इस बधार में डाल कर भूनें नींबू का रस डाल कर सर्व करें।

~***~

पालक की दाल

सामग्री

2 कप बारीक कटी पालक, 2 बड़ी चम्मच मूँग छिलका दाल, ½ छोटी चम्मच जीरा, 1 बड़ी चम्मच बारीक कटा हरा धनिया नमक स्वादानुसार, 1 बड़ी चम्मच घी, 1 छोटा टमाटर बारीक कटा।

विधि

❖ दाल व पालक, नमक हल्दी को ½ कप पानी डालकर कुकर में पका लें।
❖ पैन में घी गर्म करें हींग भूनें, जीरा चटकायें, कटा टमाटर डाल कर भूनें, ये तड़का दाल में मिला दें।
❖ पालक दाल को चपाती के साथ सर्व करें।

पंचनाजी रोटी

सामग्री

गेहूँ, मूंग, चना, जौ व चावल को मिला कर पिसवा लें, चुटकी भर अजवाइन और नमक डाल कर गूँध कर 15 मिनट रखें फिर चपाती बना लें ।

विटामिन व रेशे से भरपूर रोटी को दाल के साथ सर्व करें ।

~***~

कच्चे पपीते की सब्जी

सामग्री

½ किलो कच्चा पपीता, ¼ कप चने की दाल,½ छोटी चम्मच हल्दी, 2 हरी मिर्च, 1 टमाटर, 1 प्याज, ½ इंच टुकड़ा अदरक, चुटकी भर दाल का मसाला, नमक स्वादानुसार, 2 बड़ी चम्मच घी या तेल, ½ छोटी चम्मच जीरा

विधि

- ❖ पपीता छीलें चौकोर 1 इंच के टुकड़ो में काट लें, नमक हल्दी डालकर कुकर में स्टीम कर लें ।
- ❖ प्याज, अदरक, कद्दूकस करें, टमाटर बारीक काट लें
- ❖ पैन में तेल गरम करें जीरा चटकाये, प्याज, अदरक भूनें, टमाटर भूनें फिर सब्जी डाल कर 1 मिनट भूनें, दाल का मसाला मिला दें।
- ❖ गर्म-गर्म सब्जी चावल या चपाती के साथ पेश करें।
- ❖ पपीता पेट को साफ करने में काफी हद तक सहायक है।

गाजर संतरे का सूप

सामग्री

250 ग्राम गाजर, 1 कप संतरे का रस, नमक काली मिर्च स्वादानुसार।

विधि

- गाजर धोकर छीलें और 1 इंच टुकड़ों में काट लें। कुकर में 3 कप पानी डाल कर भाप में पका लें। ठंडा होने पर मिक्सी में चलाएँ और छान लें।
- संतरे का रस मिला कर 1-2 उबाल लगा लें।
- फाइबर से भरपूर सूप का सेवन गर्मागर्म या ठंडा अपनी इच्छानुसार करें।

~***~

कलरफुल आमलेट

सामग्री

2 कप बेसन, ½ कप गेहूँ का आटा, 1 कप दही, चुटकी भर कुकिंग सोडा, ½ छोटी चम्मच हल्दी, अजवाइन प्रत्येक 2 कप मिक्स कद्दूकस व बारीक कटी सब्जियाँ (गाजर, हरी प्याज, पत्तागोभी, टमाटर) 2-3 हरी मिर्च बारीक कटी, नमक स्वादानुसार, 2 बड़े चम्मच तेल ।

विधि

- बेसन, नमक, आटा, हल्दी, दही व सोडा मिलाकर गाढ़ा घोल तैयार कर लें।
- नॉन स्टिक पैन में चिकनाई लगा कर 2 बड़े चम्मच घोल फैलावें, उपर से कटी सब्जियों फैलादें इन्हें कलछी से दबा दें।
- चिकनाई लगा कर दोनों तरफ से सुनहरा सेक लें और चटनी के साथ सर्व करें।

काले चने की चाट

सामग्री

200 ग्राम काले चने, 2 टमाटर बीज निकाल कर कटे हुये, 8-10 खजूर बारीक कटे हुये 2 उबले आलू कटे हुये। 1 खीरा बारीक कटा हुआ 1 छोटी चम्मच चाट मसाला, 1 बड़ी चम्मच कटा हरा धनिया, 1 छोटी चम्मच भुनी दरदरी मूंगफली, नींबू का रस, नमक स्वादानुसार।

विधि

- ❖ चने धो कर रात को पानी में भिगो दें सुबह कुकर में मुलायम होने तक उबाल लें। एक बड़े बाउल में सारी सामग्री अच्छी तरह मिला लें और चाट का आनंद लें।
- ❖ पौष्टिकता व रेशा दोनों से भरपूर है।

~***~

पाचन-तंत्र का रोगः दस्त

अनुचित ढंग से आहार विहार करने और उचित दिनचर्या का पालन न करने से पाचन क्रिया में गड़बड़ी हो जाती है। पाचन क्रिया गड़बड़ाने से ही कब्ज़ व दस्त जैसे उदर रोग हो जातें हैं। कब्ज़ के बारे में हम पहले लिख चुके हैं यहाँ हम दस्त के कारण निवारण व उसके पथ्य की चर्चा करेंगे।

खान-पान और दिनचर्या में अनियमितता होने से पाचन शक्ति क्षीण होने लगती है, खाना ठीक से हजम नहीं हो पाता तो या तो कब्ज़ की शिकायत हो जाती है या पतले दस्त हो जाते हैं। जब पेट से बदबूदार पतला मल निकलने लगे तो उस स्थिति को दस्त या डायरिया होना कहा जाता है। डायरिया मुख्य रूप से अपच का परिणाम है।

कारणः- कभी-कभी दो विपरीत प्रकृति वाले पदार्थों का सेवन एक साथ करने से डायरिया हो जाता है । जैसे चटपटे तले हुए मिर्च मसालेदार व खट्टे पदार्थों के साथ दूध का सेवन करने से दस्त होने की पूरी संभावना रहती है। अधिक कच्चा, सड़ा गला या अधिक पके फल सब्जी का सेवन भी कभी-कभी दस्त की स्थिति पैदा करता है। कभी-कभी दूषित जल पीने से भी दस्त हो जाते हैं। अधिक आहार ग्रहण करने से भी अपच हो जाता है यानि एक बार का खाया हजम न हो पाये और फिर दोबारा भोजन खा लिया जाय तब भी दस्त लग जाते हैं। गरिष्ठ व तला भुना भोजन कई दिनों तक लगातार सेवन करने से भी दस्त हो जाते हैं। बासी व कई दिनों का भोजन करने से भी कभी-कभी दस्त की शिकायत हो जाती है ।

बार-बार दस्त होने से शरीर में कमजोरी आ जाती है । शरीर में पानी की कमी, जिसे डीहाइड्रेशन कहते हैं। ऐसी स्थिति में रोगी को तरल पदार्थ व पूर्ण आराम की जरूरत होती है । कुछ खास पथ्य व्यंजन विधियाँ प्रस्तुत हैं जिनका दस्त के समय सेवन कर सकते हैं।

जौ का पानी (वार्ली वाटर)

सामग्री

250 ग्राम जौ 1 लिटर पानी।

विधि

❖ जौ को कूट कर उसके खुरदरे छिलके निकाल दें फिर पानी में उबालें । 3-4 उबाल आने पर आग से उतारें । 1 घंटे तक ढक कर रखें । छान कर मरीज को दें ।

~***~

छाछ या मट्ठा

सामग्री

100 ग्राम दही, 3 कप पानी, 1 छोटी चम्मच पिसा भुना जीरा, सेंधा नमक प्रत्येक, चुटकी भर हींग।

विधि

दही को पानी डाल पतला बिलो लें यदि मक्खन है तो निकाल लें इसमें नमक, जीरा व हींग मिला कर रोगी को पिला दें ।

~***~

साबुत मूंग का पसावन

सामग्री

1 कप साबुत मूंग ½ लिटर पानी, चुटकी भर सेंधा नमक, जीरा, हींग ।

विधि

❖ मूंग साफ करके 1 घंटे को भिगों दें फिर किसी बड़े बर्तन में पानी डाल कर ढक कर मध्यम आग पर पका दें। इसमें थोड़ा सा घी गर्म करके हींग जीरे का बधार लगाकर सेंधा नमक डालकर रोगी को दें।

पोदीना का रस

1 कप पोदीना 10 कप पानी मिला कर मिक्सी में चलाएँ, छान कर रोगी को दें । अपच से हुए दस्त में विशेष लाभदायक है ।

~***~

दही चावल

सामग्री

1 कप चावल, ½ कप दही, ½ छोटी चम्मच भुना जीरा, सेंधा नमक प्रत्येक, 2 ½ कप पानी

विधि

- ❖ चावल धोकर 15 मिनट को भिगो दें । पानी उबलने के लिए रखें चावल डालकर खूब अच्छी तरह पका लें कलछी से मसल लें ।
- ❖ दही को ½ कप पानी डाल कर मथ लें जीरा, नमक डालें चावल मिला कर रोगी को दें ।
- ❖ दस्त के रोगी को केला भी दिया जा सकता है ।

परिशिष्ट

बड़े काम की छोटी-छोटी बातें

आहार संबंधी नियम

सदैव भोजन ग्रहण करने से पहले हाथ, पैर मुँह अच्छी तरह धो लें।

भोजन प्रसन्नचित्त व शांतिपूर्वक ग्रहण करें, क्रोध क्लेश की मानसिक स्थिति में किया गया भोजन शरीर में दूषित प्रभाव छोड़ता है।

भोजन धीरे-धीरे अच्छी तरह चबा कर रस लेकर करें, जल्दबाजी में भोजन करने से एक तो आप भोजन के असली स्वाद से वंचित रहेंगे और अधिक भी खायेंगे।

जल्दबाजी में किया गया भोजन पाचन तन्त्र में भी गड़बड़ी पैदा कर सकता है।

यदि हो सके तो प्रत्येक ग्रास को 30-32 बार चबाने की आदत बना लें, आपका पाचन तंत्र सदैव स्वस्थ रहेगा।

प्रत्येक भोजन के बीच में कम से कम 4 घंटे का अंतराल अवश्य रखें। इससे आपकी पाचन प्रणाली सुचारू रूप से काम करती रहेगी।

बासी व कई बार गर्म किया हुआ भोजन करने से भी बचें।

कुछ भी खाने के बाद मुँह में पानी भर के 2-3 बार अच्छी तरह कुल्ला कर लें। इससे दाँतों में फसे अन्न के अंश निकल जायेंगे।

खाना खाने के 1 घंटा बाद पानी पीने से भोजन सुगमता से पचता है।

नाश्ते में 4-5 मौसमी फलों का सेवन जरूर करें। फलों के सेवन से खनिज व विविध विटामिन शरीर को मिल जाते है जो हमारी प्रतिरोधक क्षमता में बढ़ोत्तरी करते हैं।

अपने दैनिक भोजन में सोयाबीन का सेवन किसी न किसी रूप में अवश्य करें। चाहे तो गेहुँ के साथ सोयाबीन मिला कर पिसवा ले 4:1 का अनुपात रखें। सोयाबीन का प्रोटीन बहुत लाभदायक है और हमें कई रोगों से दूर रखने में सहायक भी है।

विविध तरह के खाद्यान्न को अंकुरित करके नाश्ते में 1-2 चम्मच खायें। अंकुरित खाद्यान में खनिज आदि कई गुना बढ़ जाते हैं।

अंकुरित अनाज को अपने स्वादानुसार रोचक बना कर खाएं इसके लिये इसमें बारीक कटा टमाटर खीरा डालें नींबू निचोड़े हरा धनिया डालें फिर चटनी डाल कर खाएं।

अपने भोजन में चटनी का सेवन अवश्य करें। इसमें धनिया, पोदीना, प्याज, अदरक, हींग जीरा, नींबू का रस डालें।

कभी-कभी 2-3 दालों या 2-3 साब्जियों को मिला कर बनायें इससे संतुलित मात्रा में खनिज मिलते रहेंगे।

मैदे की जगह आटे का प्रयोग अधिक करें

सर्दियों में गुड़ का सेवन जरूर करें इससे आयरन, उर्जा दोनों मिल जाते हैं।

स्वाद लगने पर भोजन को ठूँस-ठूँस कर न खाएँ

दोपहर व रात के भोजन के बीच कुछ न खाएँ, यदि भूख लगे तो फल खा लें।

खाना खाने का समय निश्चित रखें और रात का खाना 8 बजे तक खा लें।

रात का खाना सोने से 2-3 घंटे पहले खाना लाभदायक है ताकि सोने तक भोजन पच जाए।

हाँ भोजन सदैव भूख लगने पर ही करें, ये नहीं कि समय हो गया है तो बिना भूख के भोजन कर लें।

भोजन करने के बाद 1 गिलास छाछ नियमित पीए एक तो खाना ठीक से पचेगा, दूसरा शरीर में स्फूर्ति बनी रहेगी।

बहुत अधिक ठंडा व अधिक गर्म भोजन खाने से बचें।

भोजन करने के बाद तुरंत कभी न सोऐं, ऐसा करने से मोटापा बढ़ता है।

भोजन करने के बाद 5-10 मिनट टहलना अच्छा रहता है।

भोजन करने के बाद कुछ देर बांयी करवट लेटने से पाचन क्रिया अच्छी रहती है।

समय-समय पर पेट को अवकाश देने की या अल्प मात्रा में भोजन लेकर पाचन तंत्र के रोगों से अपना बचाव करें।

अधिक नमक व अधिक चीनी का प्रयोग अपने भोजन में न करें। आवश्यकतानुसार ही इनको ग्रहण करें। दोनों की अधिकता उच्च रक्तचाप मधुमेह जैसी बीमारी को जन्म देती है।

खांना खाने के बाद तुरंत स्नान न करें। कम से कम 1 घंटे बाद ही स्नान करें।

रात का खाना खाने के बाद 5 मिनट अवश्य टहलें।

चपाती का आटा बनाने से कम से कम 1 घंटे पहले गूंध कर रखें। इससे आटे का कण कण फूल जायगा रोटी अच्छी व सुपाच्य बनेगी।

सर्दियों में बाजरा, मक्का, तिल, मूँगफली व गुड़ का सेवन किसी न किसी रूप में अवश्य करें।

गर्म तासीर की चीजों का सेवन करके तुरंत ठंडी चीजें न खाएँ।

आंवले का प्रयोग किसी न किसी रूप में अवश्य करें। मौसम में इसे सुखाकर रख लें या इसकी चटनी, मुरब्बा बना कर रखे। आँवला विटामिन 'सी' का उत्तम स्त्रोत है। इसके नियमित सेवन से रोगों से लड़ने की शक्ति तो बढ़ती ही है। इसका सेवन काफी हद तक उम्र को भी पीछे धकेलता है।

अपने आहार में एक से अधिक अनाज व तेल शामिल करें।

सब्जियों को स्टीम करके व बेक करके पकाने की आदत विकसित करें।

खाना खाने के बाद कुछ देर बांयी करवट लेटे फिर दायी करवट लेटें। इससे पाचन क्रिया सुचारू रूप से चलती रहती है।

शेष बचे खाद्य-पदार्थों के उपयोग पर महत्त्वपूर्ण टिप्स

आटे के छाने हुऐ चोकर को फेंकिये मत, इसमें थोड़ी सी सूजी मिला कर घी में भून लें। चीनी व छोटी इलायची डाल कर स्वादिष्ट व पौष्टिक हलवा तैयार करें।

दूध फाड़ने के बाद बचे हुए पानी से रोटी का आटा गूध लें। रोटी पौष्टिक व मुलायम बनेगी।

फटे दूध के इस पानी में थोड़ा सा दही व नमक डाल कर रात भर रखें। दूसरे दिन कढ़ी बनाने में इसका प्रयोग करें फिर कढ़ी का स्वाद देखें।

छेने के रसगुल्ले बनाने के लिए दूध इसी पानी से फाड़े, रसगुल्ले अधिक मुलायम बनेंगे।

घी बनाने के वाद जो सफेद पदार्थ बचा रहता है उसमें ½ कप बेसन भूनकर मिला दें। चीनी को 2 तार की चाशनी बना कर इसकी बर्फी जमा लें।

अदरक के छिलके धोकर धूप में सुखा लें चाय की पत्ती में मिला दें। खुश्बूदार चाय का आनंद लें।

छिलके वाली मूंग की दाल या उड़द की दाल के छिलके आटे में मिलाकर गूंध लें नमक मसाला मिला कर खस्ता पराठे बनाएँ।

पालक की मोटी डाडियाँ बारीक काटें आलू प्याज मिला कर स्वादिष्ट सब्जी बनालें।

फूलगोभी के डठंल व हरी मटर के ताजा छिलकों तथा टमाटर का पौष्टिक व सुपाच्य सूप तैयार करें।

प्रयोग की हुई चाय की पत्ती से काँच के गिलास रगड़ कर धोले, गिलास चमक उठेंगे।

करेले के छिलके सुखा कर मैदा, दाल व बेसन के डिब्बे में डाल दें। कीड़े लगने का भय नहीं रहेगा।

लौकी के छिलकों को चेहरे पर रगड़ लें 5 मिनट बाद चेहरा धोलें, चेहरा चमक उठेगा।

आलू के छिलकों को पीतल के फूलदान व शो पीस चमकाने में प्रयोग करें।

पके केले के छिलके बारीक काट लें। हींग, अजवाइन में छौंक दें। स्वादिष्ट व पौष्टिक सब्जी बनेगी।

छोटी इलायची के छिलकों को चाय की पत्ती में मिला कर रखें, सुगंधित चाय बनेगी।

कोफ्ते बनाने के लिए लौकी कसने के बाद निकले पानी को आटा गूंधने में प्रयोग करें क्योंकि खनिज व विटामिन इसी पानी में होते हैं।

चावल की माँड को फेंके नहीं, इसमें हींग जीरा, हल्दी, हरी मिर्च का तड़का लगा दें, नींबू निचोड़ सूप की तरह पीने में प्रयोग करें।

नींबू का स्क्वैश बनाने के बाद इन छिलकों को कैची से लच्छों में काट लें नमक डाल कर 2-4 दिन रखें फिर हींग लालमिर्च, गरम मसाला व चीनी मिला कर 8-10 दिन धूप में रखें। स्वादिष्ट पाचक अचार तैयार हो जायगा।

नींबू के छिलकों के 4 गिलास पानी में डाल कर उबाल लें, इस पानी से आंखिरी बार बाल धोलें। ये पानी कंडीशनर का काम करेगा।

चावल की माँड को दाल में मिला दें। दाल का स्वाद व पौष्टिकता दोनों बढ़ जायेगी।

नींबू के छिलकों को दांत व नाखून पर रगड़े दांत व नाखून दोनों चमक जायेंगे।

अगर दाल बच जाय तो उसे आटे में मिला कर गूंध लें, करारे खस्ता पराठें बना लें।

चावल यदि बच गये हों तो इसमें दही, हरी मिर्च, सूजी, पालक डाल कर पीस लें। इससे पैन केक बना लें।

बचे चावलों में राई हींग हल्दी, हरी मिर्च, टमाटर डाल कर भून लें।

सूखी सब्जी बच गई हो तो ब्रैड गीली करके मिला दें। कटा हरा धनिया व कटी मिर्च डालें। मन चाहे आकार के कटलैट तल लें।

नींबू के छिलके को गरम तवे पर रगड़ दें, तवा जगमगा उठेगा।

इमली का रस निचोड़ने के बाद इस फोक से काले तवे कढ़ाही साफ करें वे चमक जायेंगे।

आम के अचार का मसाला बच जाये तो इसे भरवाँ भिंडी, करेले, बैंगन बनाने में प्रयोग करें।

डबलरोटी के किनारे सुखा कर पाउडर बना लें। ब्रैड क्रम्ब की तरह प्रयोग करें।

बिस्किट के चूरे को फेंकें नहीं इसमें मलाई व दरदरे मेवे मिला कर स्वादिष्ट मिठाई तैयार कर लें।

पपीता या खरबूजा यदि मीठा न निकले तो इसे कद्दूकस करें थोड़े से घी में भून लें। चीनी व इलायची पाउडर डाल कर स्वादिष्ट हलवा बना लें।

इडली यदि बच जाये तो छोटे-छोटे टुकड़ों में काट लें। पैन में थोड़ा सा तेल गर्म

करें सरसों चटकायें कटी हरी मिर्च, करी पत्ता डालें ओर ये टुकड़े फ्राइ कर लें स्वादिष्ट नाश्ता तैयार हो जायेगा।

गुलाब जामुन की चाशनी सूजी का हलवा बनाने में प्रयोग करें। आटे या मैदे में गूँध कर मीठे शकरपारे बना लें। नहीं तो इमली का रस व मसाले मिला कर मीठी सौंठ बना कर रख लें।

सब्जी में नमक अधिक हो गया हो तो इसमें 4-5 ब्रैड के छोटे-छोटे टुकड़े या गुंधे आटे की गोलियाँ डाल दें। सब्जी में एक उबाल लगा दें और गोलियाँ निकाल दें।

गरमियों में बिजली की आँख मिचौनी से यदि गुँधा आटा खट्टा हो गया हो तो इसको पानी मिला कर पतला घोल लें। चाशनी बना कर इस आटे के पूड़े तल लें। खट्टे मीठे पूडे, जलेबी जैसा स्वाद देंगे।

त्यौहार के दौरान प्रायः मिठाई बहुत बच जाती है बासी मिठाई बेस्वाद सी होने लगती है। मावा की बर्फी को कद्दूकस कर लें, दूध में डाल कर पका लें और कुल्फी जमा दें।

बूँदी के लडडू को दूध में फोड़ कर गरम करें स्वादिष्ट बूंदी का हलवा तैयार है।

बासी ब्रैड से ब्रैड क्रम्ब बना लें या एक पतीले में पानी उबालें चलनी से ढक दें, इस चलनी पर ब्रैड 2-3 मिनट को रख दें तुंरत ताजा हो जायगी।

कस्टर्ड में यदि किसी कारण गुठली बन जाये तो इसे लैडर में ब्लैंड करके मोटी चलनी से छान लें।

ढोकला यदि कभी खराब हो जाय या बच जाय तो इसको छोटे-छोटे चौकोर टुकडों में काट लें। प्याज टमाटर की ग्रेवी बना कर ये टुकड़े ग्रेवी में डाल दे पीले पनीर की स्वादिष्ट सब्जी तैयार है। टमाटर यदि नरम हो गये हो तो इनको ठंडे पानी में 10 मिनट को डाल दें। वे कड़े हो जायेगे और आराम से कट जायेंगे।

पोषक तत्वों की सुरक्षा

सब्जियों को सदैव ताजी अवस्था में ही प्रयोग में लाने की कोशिश करें।

सदैव काटने से पहले ही अच्छी तरह धोले बाद में धोने से इनके पोषक तत्व पानी में बह जायगें।

काट कर सब्जियों को अधिक देर तक पानी मे डाल कर न रखें।

दालों को धोकर जिस पानी में मिगोऐं उसी मे पका लें।

सब्जियों को ढक कर कम से कम पानी में पका लें

आंटे को बिना छाने प्रयोग करें। आटे की भूसी फाइबर का अच्छा स्त्रोत हैं।

प्याज को अधिक घी में भून कर सब्जी बनाने की बजाय प्याज को उबाल कर पेस्ट बनालें फ्रिज में रखें और आवश्यकतानुसार प्रयोग करें।

अपने आहार में बिना पालिश का चावल या ब्राउन राइस खाने की आदत डालें।

फलों के रस व सब्जियों को उबाल कर पेस्ट बना कर इसमें सब्जियाँ पकालें, स्वाद व पोषक तत्व दोनों मिलेंगे।

हरी पत्तेदार सब्जियों को अधिक पानी में न उबालें, यदि उबालें तो उस पानी से आटा गूंध लें।

हरी सब्जियों पालक, हरा धनिया, गोभी के डंठल हरी मटर के ताजा छिलके पानी में उबाल लें। आपका वेजीटेबल स्टाक तैयार हो जाएगा, इसका प्रयोग सूप सब्जी या दाल बनाने में करे।

नमकीन चटनी में चुटकी भर या 1 चम्मच मक्खन डाल दिया जाय तो चटनी पौष्टिक व स्वादिष्ट बनेगी।

मूँगफली भून कर पीस कर रखें। सब्जियों की ग्रेवी गाढ़ी करने में इसका प्रयोग करें। सब्जी स्वादिष्ट तो होगी ही पौष्टिकता से भी भरपूर होगी।

नॉन स्टिक पैन व तवे का खाना बनाने में अधिकाधिक प्रयोग करें।

केक मैदे की बजाय आटे या सूजी का बना कर देखें। अलग सा स्वाद मिलेगा।

सब्जियाँ जैसी लौकी तोरई, टिंडे आदि को मोटा छिलका उतार कर न छीलें, खुरच कर छीलें, इनके विटामिन सुरक्षित रहेगे।

सर्दियों में तिल को भून कर इसका पाउडर बना ले इसको सब्जियों के उपर बुरक कर प्रयोग करें। आपका भोजन कैल्शियम युक्त हो जायगा।

तिल मूंगफली, चौलाई, मखाना, किशमिश आदि को मिलाकर गुड़ में चिक्की बना लें बच्चों को दें उनका स्वास्थ्य बेहतर रहेगा।

दालों को अंकुरित करके खायें। अंकुरित करने के लिए उनमें उतना ही पानी डाले जितने में वे फूल जायें।

चावल व दलिये में सोयाबीन ग्रेनुअल व मौसमी सब्जियाँ डाल कर बनायें। पौष्टिक पुलाव बनेगा।

सैंडविच में बटर लगाने की बजाय, खीरा, पत्तागोभी व गाजर को कद्दुकस करके दही मे मिलाकर लगाएँ। सैंडविच पौष्टिक व स्वाद से भरपूर होंगे।

कच्चा पपीता व कच्चा केला अपनी आहार तालिका में अवश्य शामिल करें। ये दोनों चीजें खनिज व विटामिन का भंडार है।